DE LA

CONTRACTURE SPASMODIQUE

DU CONSTRICTEUR VULVAIRE

SES RAPPORTS DE CAUSALITÉ

AVEC UNE IRRITATION SPINALE LOCALISÉE

PAR

Louis DAUDE

Docteur en médecine de la Faculté de Paris.

PARIS

A. PARENT, IMPRIMEUR DE LA FACULTÉ DE MÉDECINE

29-31, RUE MONSIEUR-LE PRINCE, 29-31

1880

DE LA

CONTRACTURE SPASMODIQUE

DU CONSTRICTEUR VULVAIRE

SES RAPPORTS DE CAUSALITÉ

AVEC UNE IRRITATION SPINALE LOCALISÉE

PAR

Louis DAUDE

Docteur en médecine de la Faculté de Paris.

PARIS

A. PARENT, IMPRIMEUR DE LA FACULTÉ DE MÉDECINE

29-31, RUE MONSIEUR-LE-PRINCE, 29-31

1880

A LA MEMOIRE DE MON PERE

A MA MÈRE

A MON ONCLE

A MA SŒUR

A MON BEAU-FRÈRE

A MA PETITE NIÈCE

A M. LE DOCTEUR JULES CHERON

Médecin de Saint-Lazare,
Professeur libre de gynécologie à l'École pratique de la Faculté de médecine,
Docteur ès-science,
Officier de la Légion d'honneur,
Officier de l'Instruction publique,
Membre de la Société de médecine de Paris, etc.

Ce travail est le vôtre, au moins en ce qu'il peut contenir de bon ; j'accomplis donc, en vous le dédiant, un simple devoir de restitution.

DE LA

CONTRACTURE SPASMODIQUE

DU CONSTRICTEUR VULVAIRE

SES RAPPORTS DE CAUSALITÉ

AVEC UNE IRRITATION SPINALE LOCALISÉE

PRÉFACE

Je me propose dans ce travail d'écrire l'histoire du vaginisme inférieur. Quant à ce qui touche le vaginisme supérieur, il en sera très peu question ici. Son étude est encore à peine ébauchée même dans son siège anatomique, qui demeure l'objet de beaucoup d'incertitudes. L'éxistence de cette dernière affection est du reste mise en suspicion par certains gynécologistes. Je ne me suis point dissimulé la difficulté de la tâche que j'entreprenais en écrivant sur un pareil sujet. Michon s'excuse de l'avoir fait, dans une lettre adressée au directeur du Bulletin de thérapeutique en 1861. Dans sa leçon sur le vaginisme, le professeur Lorain nous avertit de combien d'obstacles est entourée l'étude de cette question, et il conclut en disant que c'est là un travail bien difficile pour un jeune homme. La maladie qui va nous occuper est d'ailleurs rare à l'hôpital, cette unique école de l'étudiant. Aussi, convaincu de ma profonde insuffisance, je n'aurais pas abordé cette étude si des faits récents et dignes d'intérêt n'étaient venus frapper mon attention. La découverte de ces faits appartient tout entière à M. le docteur Chéron. Ils justifient pleinement l'opinion que professe l'éminent médecin de Saint-Lazare sur l'originé spinale du vaginisme. Ils apportent un moyen nouveau et facile de traitement pour cette affection horriblement pénible, contre laquelle on n'avait guère jusqu'ici conseillé d'efficace que des procédés chirurgicaux. Désirant produire une monographie aussi complète que possible du spasme vulvo-vaginal, j'en ai cherché les éléments un peu partout. Les auteurs déjà nombreux qui ont écrit sur la question ont apporté une part variable de vérités. Leurs assertions paraissent souvent contradictoires. Loin de les opposer stérilement les unes aux autres, j'ai tâché de faire voir que de leur union naissait la lumière ; suivant en cela le précepte par lequel Baglivi trace la vraie condition du progrès : *Novi veteribus non opponendi, sed quoad fieri potest, perpetuo jungendi fœdere.*

Trop heureux d'ailleurs si je suis arrivé, pour une part si minime qu'elle soit, à agrandir le champ de la vérité scientifique, cette fille du temps comme l'appelait Bacon (*temporis non autem ingenii humani filia*), faisant ainsi allusion à la laborieuse lenteur de sa génération séculaire.

HISTORIQUE

Quoique la description méthodique du vaginisme soit relativement récente, on trouve dans les anciens auteurs des observations se rapportant évidemment à cette maladie.

Dupuytren, Lisfranc en ont rapporté des exemples non douteux. Demnan, John Burns en Angleterre, Busch et Kiwisch en Allemagne en font aussi mention, mais d'une façon assez vague. Gream, dans la Lancet, cite la maladie comme cause de stérilité et dit que le traitement mécanique la guérit toujours. Le premier de tous, Huguier assimila la contracture vulvaire à la contracture anale. Simpson, dans l'Edinburg Journal, compare le vaginisme au torticolis. Borelli le suivit dans cette voie. Mais c'est depuis la communication faite par Tyler Smith en 1861, à la Société obstétricale de Londres, au nom de Marion Sims, que des travaux remarquables ont paru sur ce sujet. Nous citerons la thèse de Charrier (Contracture du sphincter vaginal, 1862).

L'article de Scanzoni dans son traité des maladies des organes sexuels en 1858, page 486.

Simpson (Fissures of the orifice of the vagina, p. 132).

Debout (De la contrasture spasmodique du sphincter vaginal, et de son traitement; Bulletin de thérapeutique, 1861, L. XI, n°s 3, 4, 7.

Michon (Contraction spasmodique du sphincter vaginal, thèse de Paris, 1862).

Putégnat, de Lunéville (Du vaginisme, 1871).

L'excellente thèse de Lutaud (Vaginisme), où se trouve reproduite une leçon du professeur Lorain.

Verrier (Guide du médecin praticien pour le diagnostic et le traitement des maladies utérines, page 652).

Robert Barnes (Traité des maladies des femmes à l'article Dyspareunie, page 88 et 753).

De Ranse (Clinique thermo-minérale de Néris, p. 76).

MM. Demarquay et O. Saint-Vel, Gueneau de Mussy (Clinique médicale, tome II, p. 353), C. West, Courty, Gallard, Gosselin, Churchill et Sims, dans leurs traités de gynécologie ou de clinique y consacrent un article.

Je citerai encore l'article de M. Bouchut (Gazette des hôpitaux, 1er mai 1875, p. 403) et celui de M. V. Révillout (1874, id. Journal 29 août, p. 793) qui est consacré à la description du vaginisme supérieur.

Béni-Barde (Chapitre vaginisme dans son traité d'hydrothérapie).

Ce ne sont pas là d'ailleurs les seuls travaux sur la matière. Je cite rapidement ceux qui restent : MM. Bourguet, Bouchard, Bedfort, en 1862 ; Landry, 1863 ; Valleix, 1866 ; Caffe, Bernardet Murray, 1867 ; Richard, Giraldès, Forget, 1868 ; Bonnet, Dolbeau, Lagneau, Briquet, Perrin, Robert Latour, Raciborscki, en 1868 ; Neftel, 1873 ; Nonat et Linas, 1869-74 ; Jamain, 1870 ; West, Mauriac, Arndt, Gueneau de Mussy, 1870 ; Martin, 1871 ; Stoltz, 1872 ; Simpson, 1874 ; Bertillon, 1872 ; Laforgue, Gaillard-Thomas, 1872 ; Ewart, 1873 ; Schnégierief, 1874 ; Guyénot, Ménières, Van Holsbeeck, Trélat, Leblond et Tarnier, 1875.

Les auteurs qui suivent ont parlé accidentellement du

vaginisme comme compliquant des polypes de l'urèthre, ou du vagin :

Letenneur 1859, Beaupoil, 1860 ; Caudmont, 1861 ; Alph. Guérin, 1864, Raciborscki, 1866 ; Mauriac, 1870 ; Alph. Menetrez, 1874.

Nous avons fait de nombreux emprunts aux thèses de Lutaud, Visca, Charrier et aux deux ouvrages de MM. Demarquay et Marion Sims.

Je termine en signalant les quatre observations très intéressantes publiées par M. Chéron dans les nos de juin et de mai 1879 et de janvier 1880 de la Revue médico-chirurgicale des maladies des femmes.

On ne peut s'empêcher de remarquer, après la lecture de tous ces nombreux travaux, la différence profonde avec laquelle certains de leurs auteurs ont envisagé la maladie qui nous occupe.

Les uns, en effet, la font consister en une simple hyperesthésie, les autres en une contracture indolore. J'ai vu, dit Huguier, une induration et un épaississement considérable de la membrane muqueuse de la vulve amener une constriction telle de l'ouverture du vagin, qu'une grosse plume de cygne eût pu à peine être introduite dans ce conduit. La muqueuse était rugueuse, inégale, fendillée et d'un gris blanchâtre, comme quand on a déposé une grande quantité de vinaigre sur les lèvres. Elle était entièrement insensible ; la malade en enlevait des lambeaux de la largeur d'une pièce de six liards avec un rasoir, sans en souffrir le moins du monde ; les profondes cautérisations avec le nitrate d'argent n'étaient pas plus douloureuses ; c'est à peine si celles faites au nitrate-acide de mercure l'étaient

(Huguier, thèse, 1834, Dissertations sur quelques points d'anatomie, de physiologie et de pathologie). Lisfranc, Tanchon (Gazette des hôpitaux) négligent le spasme pour ne parler que de la douleur. M. le professeur Gosselin, repoussant la dénomination de vaginisme, décrit la maladie sous le nom d'hyperesthésie vulvaire, et n'admet point qu'une contracture efficace puisse siéger dans la région vulvo-vaginale.

Voici, du reste, ses propres paroles : En voyant le grand nombre d'auteurs qui admettent aujourd'hui le spasme, je me demande sur quelles investigations ils ont fondé leur opinion. Ils ne le disent pas ; ils ne procurent rien et semblent entraînés par ces deux considérations : 1° que le coït est empêché et que cela ne peut s'expliquer autrement que par la contraction du sphincter ; 2° que les choses se passent comme dans la fissure anale.

Mais de ces deux considérations, la première est pour moi sans valeur. Car, pourquoi le coït est-il empêché ? Ce n'est pas parce qu'il y a un obstacle absolu par le sphincter ; c'est tout simplement parce que l'intromission ne peut se faire sans une certaine dilatation et une pression qui éveillent la souffrance. En définitive, chez presque toutes les femmes, chez celles surtout qui n'ont pas eu d'enfants à terme, l'entrée du vagin est d'un diamètre plus petit que celui du pénis ; seulement cette entrée est extensible et le pénis la dilate. Quand il y a souffrance la dilatation reste possible, mais elle ne se fait pas parce que les conjoints s'arrêtent. Je ne vois pas dans tout cela la nécessité et surtout la preuve du spasme. On me répond : mais la douleur provoquée par la dilatation doit amener, par une action réflexe, la contraction du sphincter. Qu'en savez-vous ? Car sur d'autres femmes j'ai fait les mêmes explorations que sur celle-ci et je n'ai jamais pu apprécier ce resserrement spasmodique. D'ailleurs, ce sphincter dont on admet si complaisamment la contraction, vous connaissez sa ténuité, sa faiblesse ; si énergiques que soient ses contractions, elle ne fermeraient jamais assez l'orifice vulvaire pour l'empêcher d'être franchi par un corps dilatant bien conduit.

A côté de ces négations de M. Gosselin, je citerai le fragment suivant d'une observation de Sims :

Il s'agit d'une malade atteinte de vaginisme datant de vingt-cinq ans qui se présenta à lui pour être examinée. Après avoir, dit Sims, exercé pendant quelques moments une pression de toute ma force, je réussis à introduire l'index dans le vagin jusqu'à la seconde articulation, mais pas plus loin. La résistance que rencontrait le doigt à son passage était assez grande, la contraction vaginale assez forte pour amener un engourdissement, et l'examen ne révéla qu'un spasme insurmontable du sphincter vaginal.

Et il ajoute qu'ayant examiné la malade pendant le sommeil anesthésique, il trouva les organes aussi souples et aussi dilatés qu'à l'état normal. Donc, des auteurs égalements éminents produisent en cette matière des assertions absolument opposées. Eh bien ! loin de conclure qu'ils ont mal observé ou que quelques-uns d'entr'eux sont tombés dans l'erreur, nous conclurons au contraire qu'ils ont observé des cas différents de vaginisme, ou plutôt le vaginisme à différentes périodes de son évolution. Et comment n'en serait-il pas du vaginisme comme d'autres affections convulsives ? Simpson compare le vaginisme au torticolis ; Sims au blépharisme avec photophobie ; et ces comparaisons ne manquent pas de justesse.

Il est une autre affection qu'on peut encore assimiler à la contraction spasmodique du sphincter vaginal, je veux parler du tic convulsif de la face.

Or, ne trouve-t-on pas ici, tantôt isolés, tantôt réunis, les deux symptômes constituant le vaginisme : douleur et spasme ? Ne voit-on pas des névralgies dentaires, ou bien des névralgies trifaciales idiopathiques sans complications convulsives ? Ne voit-on pas la douleur et le spasme réflexe, tonique ou clonique s'unir, constituant ainsi le tic douloureux ? Ne voit-on pas l'effet réflexe survivre à sa cause et le trouble moteur exister isolé, substituant au tic douloureux la convulsion mimique indolore ? Cette dernière, du reste, peut exister d'emblée quand elle a pour point de départ une excitation partie du domaine du système nerveux de la vie organique et qui, par suite, n'a pas été transmise à un sensorium capable de perception consciente. (Helminthiasis, affections utérines, etc.)

Nous ne sommes donc pas étonné de voir chez les auteurs qui se sont occupés de la question cette diversité d'opinions, et nous croyons qu'en effet les uns n'ont observé de l'affection qui nous occupe que l'élément contractural, les autres l'élément hyperesthésique. Nous nous proposons de revenir plus haut sur ce même point.

ANATOMIE

Nous empruntons à l'excellent traité d'anatomie chirurgicale de M. Tillaux la plus grande partie des détails qui suivent. Nous avons tantôt cité textuellement, tantôt résumé cet auteur.

On doit entendre sous le nom de vulve l'ensemble des organes génitaux externes de la femme, situés au dessus de l'hymen, ou des caroncules myrtiformes. C'est un espace limité en bas par les grandes lèvres et en haut par l'hymen.

L'orifice vulvaire présente des aspects variables suivant l'âge, les individus, les habitudes et surtout suivant que la femme a eu ou n'a pas eu d'enfants. Les grandes lèvres forment deux saillies allongées, séparées de la cuisse par un angle profond : le pli génito-crural, et adossées l'une à l'autre par leur face interne, de façon à fermer l'entrée du vagin. Elles s'unissent entr'elles par leur extrémité postérieure pour former la commissure postérieure de la vulve, ou fourchette, qui est en général déchirée chez les femmes qui ont eu des enfants.

On appelle fosse naviculaire une dépression située en avant de la fourchette et qui est le lieu d'élection des chancres de la femme.

Les grandes lèvres sont l'analogue du scrotum. Elles sont constituées par les couches suivantes : la peau, une couche cellulo-graisseuse sous-cutanée ou fascia superficialis et le dartos.

La peau est riche en glandes sudoripares et sébacées,

ce qui explique la naissance en ce point de furoncles et de kystes sébacés. La diphthérie l'envahit quelquefois ainsi que la gangrène chez les petites filles. Ces affections peuvent, du reste, être l'origine d'une atrésie vulvaire. Cette région est encore le siège d'éléphantiasis et de végétations vénériennes. La couche cellulo-graisseuse sous-cutanée est lâche, sujette à s'infiltrer.

Le dartos, analogue au dartos de l'homme, a la forme d'une poche dont l'orifice, beaucoup plus étroit que le fond, répond à l'anneau inguinal inférieur. En avant, le dartos n'adhère pas à la face profonde de la peau. En arrière, il adhère intimement à la muqueuse et à l'aponévrose périnéale superficielle. La cavité du sac dartoïque contient : une boule graisseuse constante, la terminaison du ligament rond de l'utérus, et quelquefois un prolongement péritonéal, le canal de Nuck. La boule graisseuse peut être le point de départ de lipomes. Les thrombus peuvent être dus à un épanchement sanguin dans la cavité du sac. C'est dans le canal de Nuck que siège probablement l'hydrocèle de la femme. Les vaisseaux des grandes lèvres, surtout les veines, sont très nombreux. Aussi observe-t-on parfois des hémorrhagies abondantes dans cette région. Les artères proviennent des honteuses externes, de la périnéale inférieure et de l'épigastrique. La plupart des veines suivent le trajet des artères ; un certain nombre vont se continuer avec celles du bulbe.

Les vaisseaux lymphatiques, très nombreux, se rendent tous aux ganglions de l'aine.

Les nerfs viennent de la branche génito-crurale du plexus lombaire et de la branche périnéale du nerf honteux interne. Les petites lèvres se perdent par leur extrémité postérieure sur la face interne des grandes lèvres, vers le milieu de leur hauteur. En avant, au contraire, elles s'unissent l'une à l'autre et se dédoublent sur la ligne médiane, pour envelopper l'extrémité libre du clitoris, dont elles forment l'enveloppe préputiale.

Dans leur épaisseur on ne trouve qu'un peu de tissu conjonctif, quelques fibres élastiques et des vaisseaux. Elles offrent des papilles nombreuses et beaucoup de glandes sébacées qui peuvent occasionner une vulvite analogue à la balano-posthite de l'homme. De plus, elles peuvent gêner par leur longueur.

Les nerfs proviennent de la branche périnéale du honteux interne.

Le clitoris est un organe caverneux, en tout point analogue aux corps caverneux de l'homme ; sa structure et la disposition de ses vaisseaux y sont les mêmes; ces derniers peuvent se rompre pendant l'accouchement et donner lieu à des hémorrhagies inquiétantes.

Les nerfs proviennent encore du honteux interne.

La glande vulvo-vaginale est une glande en grappe, analogue aux glandes de Méry. Son canal vient s'ouvrir en avant de l'hymen. M. Tillaux dit l'avoir cherché en vain plusieurs fois sur le cadavre. Elle repose en dedans sur le bulbe du vagin, et en dehors est recouverte par le constricteur.

Les abcès de la grande lèvre siègent le plus souvent dans le conduit excréteur de la glande, d'après Huguier.

La glande et son conduit sont également le point de départ de kystes qui occupent l'épaisseur de la grande lèvre et siègent surtout à gauche. On les traite d'ordinaire par une large incision et on fait suppurer la cavité ; et si la guérison n'est pas obtenue on extirpe le kyste en entier.

Il est un procédé que nous préférons à cause de sa grande simplicité, du peu de souffrance qu'il occasionne à la malade, et de la sûreté et de la rapidité curative qu'il possède. Ce moyen est la ligature élastique. Nous l'avons vu pratiquer par M. Chéron, et elle nous a séduit par tous ses avantages. La malade opérée par lui avait déjà subi plusieurs tentatives chirurgicales, et son kyste, d'ailleurs suppuré, s'était chaque fois reformé. Or, un fil élastique passé dans la tumeur avec un trocart et assez fortement serré, sectionna les parties en une semaine, sans que la malade fût privée de vaquer à ses occupations. Au fur et à mesure que les parties étaient sectionnées par le fil, l'accolement définitif des parois du kyste se faisait par derrière.

L'hymen, d'après certains auteurs, est un repli de la muqueuse vulvaire, d'après d'autres, un adossement des muqueuses du vagin et de la vulve. Ce repli ferme plus ou moins complètement l'entrée du vagin. Il a d'ordinaire la forme d'un croissant dirigé en haut. Il peut être d'ailleurs imperforé et occasionner la distension de l'utérus et du vagin par le sang des menstrues.

Chez les animaux l'hymen n'existe pas.

M. Budin, en faisant un jour une section sur les grandes et les petites lèvres, s'aperçut que l'hymen n'était constitué que par l'extrémité antérieure du canal vaginal, qui venait se recourber entre les deux petites lèvres.

On peut, sur des fœtus, enlever tout d'une pièce l'utérus, le vagin et son extrémité antérieure recourbée, l'hymen. Le degré de résistance de l'hymen varie beaucoup suivant les sujets. On a vu dans cette résistance une cause de vaginisme. Quand cette membrane est déchirée par le coït, elles est remplacée par les caroncules hyménéales qui diffèrent des caroncules myrtiformes en ce que la juxtaposition des lambeaux qui constituent celles-ci ne refont pas un hymen complet ; elles résultent, en effet, de la membrane hymen ou des caroncules hyménéales qui ont subi, après le passage de la tête fœtale, une perte de substance notable.

On croit généralement que chez la primipare, c'est le périnée qui résiste surtout contre l'expulsion de la tête fœtale ; or, dans la grande majorité des cas, c'est l'orifice vaginal antérieur, d'après M. Budin. On n'a du reste qu'à écarter les petites lèvres et on verra la tête coiffée par l'orifice vaginal. Souvent, après une contraction, la tête apparaît ensanglantée. C'est là un bon signe et qui prouve une déchirure de cet orifice vaginal qui résistait.

Quelquefois, on voit des sortes de languettes membraneuses flotter sur l'orifice vulvaire, ce sont là des débris d'hymen décollés sur une certaine étendue de leur circonférence adhérente au canal vaginal.

La muqueuse de la vulve, dit M. Tillaux, jouit d'une vive sensibilité ; elle est parfois le siège d'une hypéresthésie telle que le plus léger contact occasionne d'atroces douleurs et rend le coït impossible. L'hyperesthésie est le le plus souvent liée à une contraction spasmodique et involontaire du muscle constricteur du vagin ; d'où le nom de vaginisme donné à cet état. La guérison du vaginisme, ajoute cet auteur, présente une difficulté désespérante. J'ai vu complètement échouer l'incision de l'hymen et la dilatation forcée sous le chloroforme.

VAGIN

C'est un conduit musculo-membraneux, étendu de la vulve à l'utérus sur lequel il s'attache solidement. Sa position oblique d'avant en arrière et de bas en haut se rapproche beaucoup de la verticale dans la station debout. Le vagin n'est pas absolument rectiligne. Il décrit une légère courbure à concavité antérieure, de telle sorte que sa paroi antérieure est un peu plus courte que la postérieure. Il en résulte que le spéculum ne doit pas être poussé directement d'avant en arrière, si l'on ne veut pas froisser les parois du vagin ; il faut le présenter à la vulve, comme si on voulait le diriger d'abord vers le coccyx ; une fois introduit, on abaissera ensuite le manche, de façon à relever l'extrémité qui se trouve alors ainsi dirigée vers l'angle sacro-vertébral. La situation de l'orifice vulvaire est d'ailleurs loin d'être la même chez tous les sujets. Tantôt la vulve rapprochée des pubis est portée très en avant et il est utile de déprimer la fourchette et le périnée avec le spéculum pour atteindre le col. La courbure du canal utéro-vaginal est alors plus prononcée qu'à l'état normal, et le centre de la vulve ne répond plus comme d'usage à l'axe du détroit inférieur du bassin ; les femmes ainsi conformées ont le périnée plus large et sont plus exposées que les autres aux déchirures pendant l'accouchement. C'est chez elles qu'on observe les ruptures dites centrales. J'ajouterai qu'on a signalé cet avancement antérieur du périnée comme une cause de vaginisme. La copulation est en effet dans ce cas plus difficile. Il y a dyspareunie, pour me servir de la bizarre expression de Robert Barnes. D'autres femmes ont la vulve située très en arrière, et alors le vagin est rectiligne et le périnée très court. La longueur du vagin est en moyenne de sept à huit centimètres. Elle peut atteindre dix à onze centimètres. La largeur présente des variétés individuelles très grandes, dépendant surtout des habitudes et des grossesses antérieures. La partie la plus étroite est l'orifice inférieur dans le point qui correspond au bulbe et au muscle constricteur. Il existe en ce point, grâce sans doute à la tonicité du muscle, un véritable anneau qui, avec l'hymen, apporte obstacle à l'intromission. Lorsque l'hymen fait défaut ou qu'il est très-dépressible, on sent nettement avec le doigt cet anneau dont l'existence est un signe de virginité. Le sphincter vaginal a donc une énergie beaucoup plus grande que celle qu'a bien voulu lui prêter M. Gosselin.

Le vagin est susceptible d'une grande dilatation, surtout dans l'état puerpéral, et l'on est surpris de la quantité de charpie que peut contenir cet organe, lorsqu'il est nécessaire de faire le tamponnement; sa distension n'ayant alors d'autres limites que les parois de l'excavation.

A l'état normal, les parois antérieure et postérieure sont contiguës, en sorte que le vagin peut être considéré comme un canal aplati d'avant en arrière.

La paroi antérieure du vagin est en rapport successivement, de haut en bas, avec l'utérus, la vessie et l'urèthre. Elle s'unit intimement à la vessie pour former la cloison vésico-vaginale. Cette cloison présente une épaisseur d'environ 7 à 8 millimètres; il n'est pas rare néanmoins de la voir déprimée, repoussée par la vessie et former à la vulve une tumeur proéminente, qui constitue la cystocèle vaginale. C'est sur cette paroi que siègent les fistules vésico-vaginales. Le tissu cellulaire sous-péritonéal, situé entre la vessie et le col utérin, est susceptible de s'enflammer et de former une tumeur très limitée, accessible seulement par le cul-de-sac antérieur du vagin. Il est assez difficile de s'en rendre exactement compte par le toucher ordinaire, parce qu'il faut pour cela porter la main en pronation. Aussi, dans ce cas, Nélaton touchait avec le pouce.

La paroi postérieure du vagin est, dans une grande partie de son étendue, accolée au rectum et forme la cloison recto-vaginale. Vers leur terminaison les deux conduits se séparent; le vagin se portant légèrement en avant et le rectum assez brusquement en arrière. Ils interceptent ainsi un espace triangulaire en forme de coin dont la base répond à la peau, c'est le périnée. Cette cloison est dans une partie de son étendue tapissée par le péritoine.

Le tissu qui unit la paroi vaginale à la paroi rectale est lâche et permet les mouvements isolés de chaque paroi.

Les faces latérales du vagin sont plutôt des bords, puisque le canal est aplati d'avant en arrière; elles sont en rapport de haut en bas : avec le tissu cellulaire sous-péritonéal, compris entre les deux feuillets du péritoine, qui constituent le ligament large, avec l'aponévrose périnéale supérieure et avec les muscles releveurs de l'anus qui prennent insertion à leur surface. C'est au niveau des bords que siègent les vaisseaux les plus importants.

Je joins ici les rapports du vagin et du releveur anal, d'après M. Révillout, parce que cette description s'éloigne des descriptions classiques et permet seule de bien comprendre le mécanisme qui préside à la production du vaginisme supérieur.

L'aponévrose périnéale supérieure, dit M. Révillout, bien plus fibreuse et résistante chez les femmes que ne l'indique M. Richet, dans son traité d'anatomie chirurgicale (au moins chez les sujets examinés par moi à ce point de vue), s'étend du pubis et des bords supérieurs des trous obturateurs, jusqu'au sacrum, où elle s'insère sur l'espèce de crête saillante, que l'on sent au bord de l'échancrure ischio-coccygienne, vers la partie moyenne de l'os, au-dessus des deux trous inférieurs. Elle divise donc le bassin en deux parties, l'une inférieure et l'autre supérieure. La partie inférieure est riche en fibres musculaires striées. La partie supérieure n'en contient à peu près aucune.

Le vagin, comme nous l'avons dit, croise obliquement cette aponévrose et il la dépasse à peu près de toute sa moitié supérieure. Cette moitié supérieure se trouve donc isolée de tout muscle strié et volontaire. Mais il est loin d'en être de même de sa moitié sous-aponévrotique.

En effet, dans la pièce que nous décrivons, des faisceaux musculaires antéro-postérieurs ou obliques, avec prédominance du sens antéro-postérieur, passant de chaque côté du vagin, pour se diriger vers le rectum, l'embrassent ainsi, sur une hauteur d'à peu près 7 centimètres, au point d'union de sa face postérieure avec la face antérieure du rectum. C'est-à-dire qu'il reste à peine un très petit espace triangulaire à base postérieure de complètement libre sur la partie sous-aponévrotique des faces latérales du vagin. Les premiers faisceaux, qui s'insèrent sur le bord antérieur du trou obturateur et sur la partie la plus médiane de l'aponévrose, sont beaucoup plus considérables qu'on ne le dit généralement dans les traités d'anatomie descriptive ou chirurgicale.

Elles forment un ensemble trapézoïde, presque triangulaire, qui va s'étaler en éventail sur les côtés du rectum et embrasse le vagin sur une hauteur d'environ 4 centimètres et demi vers ses bords postérieurs. Les faisceaux inférieurs peuvent mériter le nom de releveur anal, car très rapprochés du constricteur vulvaire, ils se dirigent obliquement de haut en bas et d'avant en arrière. Mais c'est à peine si les faisceaux supérieurs sont obliques et ils représentent un muscle constricteur,

Nous aurons à revenir sur ce premier ensemble de fibres larges ; mais maintenant il nous faut parler d'autres faisceaux, qui s'écartent bien davantage des descriptions classiques.

Les faisceaux un peu plus externes et plus postérieurs à leur origine représentent sur le sujet que nous décrivons un muscle nettement triangulaire, sis sur la face postérieure de l'aponévrose supérieure, un peu en dehors de la ligne de jonction de cette aponévrose avec le vagin. Ils se portent en se renforçant sur les côtés de cet organe et sur les côtés du rectum, où ils s'étalent en éventail très allongé. La base de cet éventail est à peu près de 2 centimètres; mais les faisceaux sont très puissants et ce sont bien des fibres striées, comme nous nous en sommes assuré par l'examen microscopique avec M. Damaschino. Une partie de ces fibres se perdent sur le rectum; mais d'autres semblent avoir dû s'insérer plus loin.

Elles ont été coupées quand on a séparé du sacrum la pièce en rasant cet os. Cette disposition curieuse n'a point encore été indiquée. A ce niveau, on ne trouve décrit dans les ouvrages d'anatomie aucun faisceau musculaire, dont la direction soit à peu près antéro-postérieure, au lieu d'être oblique dans le sens horizontal ou latéral.

Chez une femme ainsi constituée, la contraction de ces faisceaux puissants doit étrangler latéralement la partie moyenne du vagin et est certainement survenu chez deux malades dont j'ai raconté l'histoire.

Quant aux faisceaux moyens du muscle appelé releveur anal, ce sont évidemment de puissants constricteurs du vagin, mais moins que du rectum lui-même. En se contractant, ils font l'effet de ces cordons passés dans les anciennes bourses et qui, tirés de côté, les refermaient. Ils attirent le bas du rectum obliquement en avant et en haut; ils le serrent contre le vagin, dont la direction dans cette moitié inférieure est perpendiculaire au sens du mouvement. En même temps ils pressent de chaque côté le vagin lui-même, de manière à diminuer notablement sa capacité.

Je continue d'emprunter à M. Tillaux la description de ce qui reste des organes génitaux externes.

L'extrémité inférieure ou antérieure du vagin succède à la vulve et commence au niveau de l'hymen ou de ses débris. Cette extrémité est remarquable par l'existence d'un organe spongieux, le bulbe du vagin ; et celle d'un constricteur analogue au bulbo-caverneux : le constricteur du vagin. Le bulbe du vagin est l'analogue du bulbe de l'urèthre de l'homme Au lieu d'être unique et situé sur la ligne médiane, comme chez ce dernier, il est composé de deux renflements siégeant au-dessus des grandes lèvres et immédiatement en dehors des petites lèvres.

Chaque renflement est pyriforme. Les grosses extrémités regardent en arrière et sont écartées l'une de l'autre par toute la largeur de la fourchette. En avant, ils se terminent en pointe, convergent l'un vers l'autre et se réunissent au-dessous du clitoris ; ils forment ainsi un coussinet destiné à enserrer le pénis, à l'entrée du vagin. Le bulbe est recouvert à sa surface interne par le muscle constricteur. La structure du bulbe du vagin est la même que celle des corps caverneux et spongieux de l'homme. Les veines bulbaires, très abondantes, communiquent avec celles du clitoris. Quelques-unes se rendent directement au plexus vésical.

Le muscle constricteur du vagin est double comme le bulbe ; il se continue en arrière avec le sphincter anal externe et s'entrecroise avec lui, en formant un huit de chiffres ; de telle sorte que les contractions de ces deux muscles sont d'ordinaire solidaires. Cependant, il n'y a pas fusion réelle entr'eux. Nous avons souvent entendu dire à M. le professeur Sappey qu'une chose semblable ne pouvait exister dans l'économie. L'électricité démontre d'ailleurs, que cette fusion n'existe pas, en faisant contracter isolément chacun de ces muscles. En avant les deux constricteurs du vagin se réunissent sur la ligne médiane et se fixent à une aponévrose située entre le clitoris et l'urèthre.

La contraction de ces muscles s'exerce d'une façon plus ou moins énergique, suivant les sujets. Leur tonicité disparaît souvent par suite de la distension extrême qu'ils subissent pendant l'accouchement; d'où l'aspect béant, qu'offre quelquefois la vulve chez certaines femmes.

En somme, l'appareil érectile de la femme est donc en tout semblable à celui de l'homme. Les mêmes muscles sont adjoints à cet appareil et le mécanisme en est identique.

L'extrémité supérieure du vagin s'attache solidement en haut, à tout le pourtour du col de l'utérus, dont une partie fait saillie dans sa cavité; il en résulte la formation d'une rigole circulaire, très accusée chez les multipares, plus ou moins effacée chez les femmes qui ont accouché; rigole qui a été divisée en quatre culs-de-sac, pour la commodité du langage.

Le vagin est composé de trois tuniques. qui sont, en procédant de dedans en dehors : la muqueuse, la musculeuse, la cellulo-fibreuse.

La muqueuse du vagin se continue directement, avec celle de la vulve en bas, et celle de l'utérus en haut. Mais elle en diffère profondément à tous égards. Elle présente une épaisseur de 1, à 1 millimètre et demi. Sa coloration est rosée, elle devient blanche chez les femmes anémiques et aussi chez les femmes affectées de cancer utérin. Elle présente chez ces dernières une teinte spéciale, qui ne trompe pas l'œil exercé. Elle est d'un rouge vif dans la vaginite, en même temps que boursouflée et saignante au moindre contact, quelquefois granuleuse. La muqueuse du vagin est remarquable par les nombreux plis qu'elle forme ; ces plis affectent une direction transversale et sont beaucoup plus développés dans la moitié inférieure, que dans la moitié supérieure de l'organe. Ils atteignent leur plus grande dimension, sur la ligne médiane, où ils forment deux colonnes ; l'une antérieure, l'autre postérieure. La colonne antérieure, se termine en bas, sur un tubercule qui est un point de repère essentiel, pour pratiquer le cathétérisme à couvert. La muqueuse présente une très grande quantité de papilles recouverts par un épithélium pavimenteux stratifié très épais. Elle est très intimement unie par sa face profonde avec la couche musculaire sous-jacente. Contient-elle dans son épaisseur des follicules muqueux? en ne s'en rapportant qu'à la clinique, on serait fortetenté de le croire. Mais MM. Robin et Sappey les contestent.

La tunique musculaire est de beaucoup la plus épaisse des trois. Elle est composée de fibres lisses, qui se continuent en haut avec celles de l'utérus.

La tunique externe ou fibro-celluleuse, très mince, constitue une sorte de gaine à la précédente. Les artères du vagin viennent de l'hypogastrique. Les principales viennent de la vaginale ; d'autres, plus petites, proviennent de l'utérine, des vésicales et des hémorrhoïdales inférieures. Les plus volumineuses siègent sur les parties latérales.

Les veines sont très nombreuses ; elles constituent des plexus situés sur les parties latérales du vagin et aboutissant à la veine hypogastrique.

Les lymphatiques se rendent aux ganglions situés dans l'excavation pelvienne.

Les nerfs, très nombreux, viennent du plexus hypogastrique ; les uns se distribuent à la tunique muqueuse, les autres à la musculeuse.

SYNONYMIE

Contracture spasmodique du sphincter vaginal ou vulvaire. Vaginodynie. Hypéresthésie vulvaire de certains auteurs.

DÉFINITION

Par le mot de blépharisme ou blépharospasme, dit Sims, on entend une contraction spasmodique, douloureuse et involontaire de l'orbiculaire des paupières, accompagnée d'une extrême sensibilité ou de photophobie. On nomme laryngisme, une contraction spasmodique de l'appareil vocal, qui rend la respiration sifflante. Par analogie, j'appelle vaginisme cette contraction spasmodique et douloureuse de l'orifice du vagin. Et il définit le vaginisme : une hypéresthésie excessive de l'hymen et de la vulve, associée à cette contraction spasmodique et involontaire du sphincter vaginal, qui s'oppose au coït.

Nous croyons avec M. Demarquay, cette définition

incomplète. En effet la vulve et l'hymen peuvent être indolores et la douleur ne siéger, par exemple, que dans une fissure, située dans un repli muqueux du vagin; et puis, n'existe-t-il pas dans la science des cas rares, il est vrai, celui d'Huguier, entr'autres, où la contracture seule existait?

Nous dirons donc avec Lutaud :

Le vaginisme est une affection caractérisée, par une hypéresthésie excessive de la vulve ou du vagin, le plus souvent accompagnée de contracture spasmodique, reconnaissant pour cause, des lésions variables de ces organes et s'opposant au coït. Nous ajouterons que dans certains cas, l'élément contractural peut prédominer sur l'élément hypéresthésique.

ÉTIOLOGIE

Les causes du vaginisme sont nombreuses.

Un état inflammatoire quelconque des parties génitales externes et internes peut amener la contracture vulvaire. La vulvite, la vaginite purulente, les maladies utéro-ovariennes, les raghades, les fissures, les plaques muqueuses, la bartholinite, les végétations verruqueuses de ces régions ont été incriminées.

On a beaucoup insisté sur les polypes uréthraux, comme causes de la maladie en question.

L'écoulement lochial, qui a été signalé par Trousseau comme une cause de fissure anale, peut produire une fissure vulvaire ou vaginale, et engendrer par là le vaginisme.

Dans certains cas, une excroissance épithéliale, un névrome, un tubercule sous-cutané, ont paru être la cause des accidents. Une malade, que Sims avait opérée par son procédé, avait vu sa maladie récidiver; l'extirpation d'un petit durillon, situé au côté droit de l'orifice vaginal et qui n'avait pas été compris dans l'excision de l'hymen, fit cesser toute douleur, comme le ferait l'extirpation d'un névrome sous-cutané. M. Richet cite l'exemple d'un pessaire qui, laissé pendant très peu de temps, amena du vaginisme.

Scanzoni et Raciborscki ont insisté sur les rapports existant entre le vaginisme, la dysménorrhée, les métrites, périmétrites, antéversions. Lutaud admet que ces dernières maladies ne peuvent agir qu'en produisant de la vulvite, ou de la vaginite. On a encore cité les déchirures de l'accouchement. Dans une des observations que nous citons plus loin, le traumatisme de la région dorsale seul était la cause du vaginisme.

La fissure anale et toutes les causes de spasme du sphincter anal, fistules hémorrhoïdes enflammées, peuvent, en raison de la solidarité qui unit les deux constricteurs, amener le spasme vulvaire.

Le Dr Arndt a considéré le vaginisme comme la localisation d'un état général dans le vagin.

Cet état, se localisant dans le cerveau, amènerait l'aliénation mentale. Mais ce médecin en produisant cette bizarre assertion a été trompé par les suites que peut entraîner le vaginisme; ce dernier peut, en effet, produire un état de folie lypémaniaque par ses douleurs, sa durée, ses conséquences morales.

Ajoutons que la maladie est rare à l'hôpital; les femmes répugnant à y entrer pour ce seul motif.

CAUSES PRÉDISPOSANTES.

On est en général d'accord pour attribuer à la diathèse herpétique, la valeur d'une cause prédisposante, par suite des éruptions eczémateuses, ou autres, qu'elle peut faire naître sur les organes génitaux externes.

L'onanisme peut agir en provoquant des lésions vulvo-vaginales. Quant aux lectures érotiques, etc., leur influence n'est aucunement prouvée.

La résistance, la forme circulaire de l'hymen, la disproportion des organes génitaux, le coït incomplet, la maladresse ou la débilité de certains maris, les soins mal dirigés de la toilette, l'usage intempestif et trop prolongé des lotions astringentes (?) ont tour à tour été cités comme causes prédisposantes.

C'est de vingt à cinquante ans, qu'on rencontre surtout le vaginisme; c'est-à-dire, à l'époque de l'activité sexuelle, et il débute très souvent, dès les premiers jours du mariage, de telle sorte que beaucoup de femmes qui en étaient atteintes depuis nombre d'années avaient gardé intact leur hymen. La malade de Debout avait cinquante-neuf ans et son mal datait de onze ans. Celle de Sims qui en avait quarante-cinq souffrait depuis vingt-cinq ans de son affection.

L'influence de l'hystérie est généralement rejetée par les auteurs. Lutaud admet qu'elle est plutôt un effet, qu'une cause du vaginisme. MM. Charrier et Gueneau de Mussy la cite au nombre des causes réellement prédisposantes du vaginisme, et nous n'hésitons pas à nous rallier à cette dernière opinion. L'hystérie dispose aux hypéresthésies, et d'un autre côté les recherches myographiques de M. Charcot ont démontré que le système musculaire des hystériques est toujours en imminence de contracture. Les réflexes sont exagérés dans cette maladie, alors même que la motilité volontaire est diminuée. D'ailleurs, le tempérament nerveux des malades est souvent noté dans les observations, notamment dans celles de M. Guéneau de Mussy.

On a signalé la proéminence excessive du bord antérieur du périnée. Et en effet, cette disposition anatomique peut, en rendant le coït plus difficile, être une cause indirecte de vaginisme.

La virginité ne met pas à l'abri de cette affection. Demarquay cite le cas d'une jeune fille atteinte de métrite ulcéreuse, de vaginite granuleuse, de douleurs abdominales vives et avec cela de la fissure à la paroi postérieure du vagin, et chez laquelle le coït aurait fait incontestablement éclater la contracture.

L'examen ou la copulation sont, en effet, quelquefois nécessaires pour faire surgir la douleur.

Il ne faudrait pas croire, dit M. Bouchut, que le vaginisme ne s'observe que chez la femme déflorée.

Je l'ai vue chez une fille vierge, atteinte de leucorrhée lymphatique et à laquelle on avait prescrit des injections. Ce soin était devenu impossible, en raison de la douleur que provoquait l'introduction de la canule. Dans ce cas, une légère fissure de l'hymen était la cause de la douleur et ne permettait pas le contact du doigt.

FRÉQUENCE.

Cette affection est relativement fréquente. Elle a été décrite sous d'autres noms. On l'étudie difficilement à cause de la susceptibilité des malades.

DIVISION.

Nous admettrons, avec Sims, un vaginisme essentiel. Les exemples de vaginisme les plus remarquables que j'ai vus, dit cet auteur, n'étaient pas compliqués d'inflammation, mais j'ai rencontré plusieurs cas dans lesquels il existait une rougeur et un véritable érythème de la fourchette.

M. Courty se rattache à cette opinion; il dit qu'il a observé cette maladie tantôt provoquée par une irritation quelconque de la muqueuse, tantôt purement spasmodique.

Demarquay et O. Saint-Vel n'admettent pas de vaginisme idiopathique, et disent qu'ils ont toujours trouvé la cause qui est la plupart du temps une fissure.

Avec Occhini, de Florence, M. Courty admet un vaginisme intermittent. La contraction, dit-il, peut être passagère, intermittente, se renouvelant d'instants en instants, comme un état convulsif, ou un spasme clinique; ou bien elle est continue, permanente, ayant tous les caractères de la contracture ou du spasme tonique.

Visca divise le vaginisme en passager et en persistant. Le vaginisme offre toujours une certaine acuité, et puis il est souvent de longue durée, aussi la division en aigu et chronique n'est guère admissible.

M. Péan divise le vaginisme en supérieur et inférieur.

M. Gosselin a décrit, sous le nom de vaginisme supérieur, l'hyperesthésie des culs-de-sac vaginaux, sans contraction ni contracture.

SYMPTOMATOLOGIE.

Le trait caractéristique, fondamental, c'est l'impossibilité ou du moins la très-grande difficulté de la copulation. Cet acte fait naître, en effet, une douleur, qui peut devenir syncopale. L'irritation spasmodique est produite par l'attouchement le plus léger. Le contact d'un pinceau ou des barbes d'une plume peut causer des souffrances telles que la patiente pousse des cris et se plaigne d'éprouver une douleur pareille à celle que produirait un instrument aigu enfoncé dans la partie sensible. L'intensité de cette douleur est plus prononcée dans certains cas que dans d'autres, mais généralement la souffrance et le spasme réunis sont assez violents, pour exclure la possibilité de tout rapprochement sexuel.

Parfois, le coït est accidentellement supporté, malgré une souffrance intolérable; tandis que d'autres fois il est tout à fait abandonné, bien que déjà, il ait été à plusieurs reprises et en quelque sorte parfaitement accompli.

Sims compare l'alarme et l'agitation de la malade atteinte de vaginisme, qu'on se prépare à examiner, à l'état d'une personne nerveuse et craintive chez qui on a une première fois introduit la pointe d'un instrument sur le nerf dénudé d'une dent cariée, et que la seule idée de voir recommencer l'opération jette dans une extrême rigidité nerveuse.

Dans un cas, dit-il, je tentai de faire une exploration du vagin ; mais j'échouai complètement. Le plus léger toucher à l'orifice de cet organe causait une vive souffrance qui jetait le système nerveux dans une grande commotion. Il se manifestait une agitation musculaire générale. Le corps entier frissonnait comme dans une fièvre intermittente ; les yeux étaient hagards ; la malade poussait des cris et des sanglots ; des larmes roulaient sur ses joues et elle présentait, en un mot, la cruelle expression de la terreur et de l'agonie.

Si dans ces cas, on place la patiente en position obstétricale et si on fait usage, comme le recommandent MM. Demarquay et O. Saint-Vel, d'un spéculum américain qui permet d'examiner tous les détails de la muqueuse vaginale, on peut dans quelques cas arriver à faire un examen à peu près complet.

Mais parfois, le chloroforme est indispensable. La malade dominée par l'excès de ses douleurs physiques, et malgré la volonté la plus ferme, ne peut supporter le contact du doigt et de l'instrument qui d'ailleurs se trouvent enserrés par le vagin. Or, sous le chloroforme toute hypéresthésie, tout spasme est aboli et le chirurgien n'est en aucune façon gêné dans ses explorations.

On peut alors constater quelquefois les lésions que nous avons déjà citées à l'article Etiologie et qui ont été reconnues dans plusieurs cas, comme les causes du vaginisme.

C'est ainsi qu'on trouvera une fissure le plus souvent située à la paroi postérieure du vagin, ou sur la fourchette; un fibrome, un névrome sous-muqueux, un polype douloureux de l'urèthre, etc., etc.

Dans ces cas la douleur existera surtout au niveau de ces lésions; mais, en général, elle s'irradiera par toute la vulve.

L'hymen est d'ordinaire épais ou résistant. Ou bien on pourra ne constater aucune lésion.

La sensibilité peut être très vive au méat urinaire et dans ses environs, de chaque côté, où l'hymen prend naissance. Elle peut encore être vive près de l'orifice de la glande vulvo-vaginale; mais souvent c'est à la fourchette qu'elle est le plus souvent marquée, au point où l'hymen s'épanouit. Toute la face vulvaire ou antérieure de cette membrane est sensible, plus particulièrement sur ses replis et à sa base. Mais, tandis que la face extérieure de l'hymen et les parties voisines sont à ce point douloureuses, la pression d'arrière en avant, sur la face interne ou vaginale de cette membrane, avec une sonde introduite à travers l'hymen, sans toucher à sa face extérieure, peut être indolore.

Le sphincter anal associe souvent son spasme à celui du vagin; et Sims rapporte qu'une malade, chez laquelle dans ces circonstances, le constricteur anal contracturé devenait aussi dur qu'une boule d'ivoire, avait pris cette dureté pour une tumeur qu'il fallait extirper.

Le vaginisme est en général, dit Scanzoni, aggravé à chaque époque menstruelle ; mais il a vu des malades, qui à ce moment éprouvaient une véritable rémission.

PRONOSTIC.

La chronicité est la règle. Cette maladie n'a pas de tendance à guérir par le seul repos ; elle peut, pour ainsi dire, persister indéfiniment. C'est là, du reste, ce qui en fait la gravité. Une des malades de Sims était âgée de 45 ans, et était torturée depuis vingt-cinq ans par cette cruelle affection.

L'ancienneté et les complications du vaginisme aggravent le pronostic, qui est aussi plus sérieux quand la maladie s'est manifestée, non pas dès le début, mais après plusieurs rapports réguliers.

Scanzoni et Sims disent qu'ils ont guéri toutes leurs malades. Mais l'opération de Sims peut avoir ses inconvénients et ses dangers.

On conçoit facilement les conséquences d'une affection aussi tenace. Les auteurs ont mentionné l'amaigrissement, l'anorexie, l'insomnie, l'inquiétude, l'anémie et personne ne mettra en doute ces assertions.

La stérilité est la règle, mais non pas la règle absolue. La fécondation a été, en effet, possible dans quelques cas ; soit à la suite d'un coït complet pratiqué malgré de vives souffrances, soit à la suite d'un coït incomplet.

M. Lorain dans sa leçon clinique en cite un exemple. Sims parle d'une dame âgée de 30 ans, qui, atteinte de vaginisme, put devenir mère deux fois. Le coït était pratiqué pendant le sommeil anesthésique ; et ce cas est curieux à plus d'un titre, car il démontre, que malgré l'énorme dilatation produite par le passage de deux fœtus, le vaginisme persista.

Le système nerveux finit par tomber dans un état déplorable. L'impressionnabilité devient quelquefois excessive. Dans un cas de Sims, la malade était d'une telle irritabilité que le plus léger bruit lui était désagréable au dernier point. Elle ne pouvait marcher que dans sa chambre et encore n'osait-elle pas souvent risquer l'expérience et se tenait-elle la plupart du temps dans son lit, où elle se livrait à des efforts intellectuels incessants.

Les conséquences morales sont le plus souvent désolantes. Le refroidissement dans l'affection des deux époux est la suite naturelle des inconvénients du vaginisme.

L'indifférence conjugale, l'antipathie, les sévices viennent ensuite et avec tout cela, un état de mélancolie profonde chez la malade qui, dans un cas rapporté par Hervez de Chégoin, demanda au suicide la guérison des souffrances qu'elle endurait depuis trois ans, et à propos desquelles elle avait refusé l'intervention chirurgicale.

DIAGNOSTIC.

La sensibilité excessive des parties fait la base du diagnostic et le spasme constitue le symptôme pathognomonique.

Il paraît difficile de se méprendre dans le diagnostic d'une pareille affection. On ne pourrait la confondre avec l'imperforation de l'hymen ou l'atrésie du vagin, dont la nature est facilement reconnue après examen. Dans ces dernières affections, il n'y a pas nécessairement souffrance exagérée par l'attouchement; mais seulement empêchement mécanique à l'introduction d'une sonde, ou du doigt; tandis que dans le cas de vaginisme, le contact le plus léger cause une souffrance excessive source principale du diagnostic. Enfin, le sommeil chloroformique en faisant cesser le spasme et la douleur montrerait la nature véritable de la maladie.

L'hypéresthésie accompagnant la vulvite disparaît aussitôt l'inflammation guérie; d'ailleurs, il y a alors une sorte de proportionnalité entre le processus inflammatoire et la douleur.

L'hypéresthésie vulvaire, causée par les premiers rapports, est due à une légère inflammation et s'émousse par le coït. C'est le contraire pour le vaginisme, et nous croyons que c'est bien à tort que certains auteurs ont attribué au défaut d'énergie et de persévérance du mari la persistance du vaginisme. N'a-t-on pas vu d'ailleurs celui-ci résister après un et deux accouchements.

La névralgie vulvaire a comme toutes les névralgies pour symptômes des douleurs de caractères variables, mais existant spontanément et à l'état de parfait repos. Les douleurs du vaginisme, au contraire, ne se font guère sentir que lorsque la malade veut faire un mouvement, et surtout qu'elle veut se livrer à l'exercice des fonctions génitales.

Décrite pour la première fois, d'après Simpson, par le

docteur Burns de Glasgow, l'hyperesthésie vulvaire idiopathique a été regardée comme un mode particulier de la névralgie du nerf honteux, et traitée par la section simple (Burns) ou sous-cutanée (Simpson) de ce nerf.

Nous pensons qu'il ne faut pas s'attacher outre mesure à distinguer cette maladie du vaginisme, car elle peut en être la première étape. On la distinguera cependant du vaginisme constitué par l'absence de spasme.

Le prurit vulvaire peut être symptomatique, secondaire, ou idiopathique. Il est quelquefois si insupportable qu'il est impossible à la malade de résister à l'envie de se gratter; ce qui excorie les parties génitales, les fluxionne, ou les enflamme. A l'époque menstruelle, le prurit est sujet à des exacerbations notables.

Eh bien ! on ne peut confondre en aucune façon le vaginisme avec le prurit. Le tableau de ces deux maladies est trop différent.

Certaines femmes éprouvent pendant la copulation un ténesme anal et vésical très marqué; mais dans ce cas, où bien il y aura complication de ténesme vulvaire, et alors on aura devant soi un vrai vaginisme intermittent, une sorte de spasme fonctionnel; ou bien, cette complication sera absente et alors l'entrée vaginale sera complètement libre et fera rejeter l'idée de vaginisme.

En résumé, l'affection qui nous occupe a une physionomie trop spéciale, pour qu'un observateur un peu attentif puisse la confondre avec une autre maladie des organes génitaux externes.

VAGINISME SUPÉRIEUR.

Avant d'aborder la pathogénie, je me propose de dire quelques mots seulement de ce que l'on a décrit sous le nom de vaginisme supérieur.

La description anatomique de M. Révillout, que j'ai citée plus haut, fait pressentir les symptômes qui constituent cette maladie. Nous n'avons, pour notre part, jamais observé cette affection et malgré les observations que M. Révillout à publiées dans la *Gazette des Hôpitaux* et qui ont été reproduites par Lutaud, dans sa thèse, nous croyons, que le vaginisme supérieur n'a encore que très peu occupé l'attention des médecins. Aussi, nous ne nous étendrons pas longuement sur ce point.

Chez certaines femmes, le releveur anal en se contractant sous l'influence de la volonté peut, par ses fibres moyennes, venir exercer sur le vagin une certaine impression qui est parfaitement sensible pour le doigt. M. Budin, qui a observé le phénomène, nous a montré des phallus en cire, qui ayant été introduits dans le vagin parfaitement arrondis, en ont été retirés étranglés à un centimètre et demi à peu près en arrière de l'orifice vaginal, par la contraction volontaire du releveur anal.

Or, ce muscle peut, comme beaucoup d'autres, être atteint de contracture spasmodique. Cette dernière survenant au moment du coït sous forme de spasme fonctionnel le rendrait impossible dans beaucoup de cas.

De plus, cette contracture peut devenir permanente

et alors on a réellement affaire, à ce qu'on a décrit sous le nom de vaginisme supérieur.

On pourrait croire au premier abord que cette constriction est produite par la tunique musculaire du vagin; mais la contracture de cette couche devrait produire une stricture circulaire; or, la stricture observée était seulement bilatérale. Et puis, la paroi musculaire du vagin ne serait certainement pas capable de produire un étranglement aussi énergique ; car ce spasme musculaire, paraît dans certains cas, avoir été assez fort pour s'opposer efficacement à la sortie de la partie fœtale. Dans un cas, cité par M. Budin, l'enfant se présentait par le pelvis ; la sage-femme lutta pendant vingt minutes sans obtenir la moindre progression à travers le vagin du fœtus qui, à un moment donné, vint à elle elle ne sut comment.

Il est évident que, dans des cas semblables, le meilleur moyen serait de recourir à l'anesthésie qui, en faisant cesser la striction spasmodique du vagin, enlèverait l'obstacle à la sortie du fœtus.

L'existence du vaginisme supérieur explique certains cas de vaginisme que Sims trouvait obscurs. Il disait qu'il devait exister dans le fond du vagin quelque muscle, dont l'action dévoilerait le mécanisme de ce qu'il avait observé.

Les fibres moyennes du releveur anal n'ayant pas chez toutes les femmes le pouvoir d'exercer sur la partie moyenne du vagin une constriction sensible, il faut admettre un développement anormal de ce muscle, chez celles qui ont offert ce phénomène aux différents observateurs qui en ont parlé.

Il se pourrait, que dans certains cas de vaginisme inférieur, le releveur anal contribuât pour une certaine part à rendre infranchissable le conduit vulvo-vaginal, associant ainsi son action à celle du sphincter vulvaire et des fibres circulaires du vagin.

PATHOGÉNIE.

Toutes les fois qu'un plan musculaire est recouvert par une muqueuse, cette muqueuse s'enflamme-t-elle, les fibres musculaires peuvent devenir le siège d'une contracture accompagnée de spasme. Si le plan musculaire est un sphincter, comme le sphincter anal, le constricteur du vagin, l'orbiculaire des paupières, il suffit très souvent que la muqueuse soit le siège d'une lésion provoquant l'exagération de la sensibilité, comme une hyperesthésie, une fissure, pour voir une contracture spasmodique se déclarer.

Cette loi de Boyer s'applique à presque tous les cas de vaginisme, soit essentiel, c'est-à-dire ayant pour cause une hyperesthésie idiopathique et sans lésions de la muqueuse vulvo-vaginale, soit symptomatique, c'est-à-dire dû aux nombreuses lésions signalées déjà comme causes de vaginisme (raghades, fissures, polypes, etc.).

Le vaginisme est en somme un spasme clonique ou tonique d'origine réflexe.

Or, un réflexe peut être représenté par son arc diastaltique, lequel offre à considérer trois points principaux :

1° Le point de départ; 2° le point de réflexion; 3° le point d'arrivée.

Nous avons suffisamment étudié les deux points extrêmes. C'est le point de réflexion que nous nous proposons d'étudier ici.

Pourquoi une lésion quelconque des organes génito-urinaires produira-t-elle du vaginisme chez un sujet et pas chez un autre?

Et d'abord le vaginisme étant une contracture, qu'est-ce qu'une contracture?

Ici nous empruntons beaucoup aux idées que M. le professeur Charcot a exprimées dans son cours de la Salpétrière.

En physiologie normale, on comprend avec peine qu'un muscle puisse rester des jours et des années entières en contraction. On sait qu'une contraction volontaire ne peut guère dépasser trente à trente-deux minutes de durée. A la suite d'un effort semblable, la fatigue survient; fatigue caractérisée par l'acidité du suc musculaire. A ce moment, toute contraction devient impossible, et si on veut pousser l'excitation plus loin, c'est la rigidité cadavérique du muscle, c'est sa mort que l'on obtient.

Pourquoi donc chez cet hémiplégique, pourquoi chez cette hystérique, pourquoi chez cette femme atteinte de vaginisme, un muscle peut-il rester en activité pendant un temps si long, sans se reposer jamais? Pour expliquer cet état en apparence paradoxal, il faut comparer le phénomène contracture au phénomène du tonus musculaire normal.

A l'état dit de repos, le muscle, en effet, est encore

actif. Il est soumis à l'action imminente et réflexe des centres nerveux. Le microphone y fait découvrir le son musculaire ; la consommation d'oxygène y est intense. Cet état tonique dans lequel se trouve le muscle est d'origine réflexe, car si on ne supprime un des éléments de l'arc diastaltique qui préside au phénomène, cet état se trouve anéanti de ce fait. On ne constate plus alors le son musculaire, l'oxygène n'y est plus consommé.

Or, on peut concevoir la contracture comme une exagération pathologique du tonus musculaire normal.

Quelle est la condition pathogénique de cette tonicité exagérée du muscle ? C'est l'hyperexcitabilité de la cellule motrice de la moelle, qui lorsqu'elle est généralisée dans tout cet organe, se traduit par l'exagération des réflexes tendineux et la trépidation épileptoïde.

L'étiologie de cette hyperexcitabilité est variable. On peut produire celle-ci : 1° en exagérant l'excitation, qui est transmise à l'appareil spinal par les nerfs centripètes ; 2° en exagérant l'excitabilité de cet appareil lui-même ; 3° en supprimant l'action du cerveau.

Ces trois modes expérimentaux sont représentés en pathologie.

La première condition étiologique est remplie par les douleurs intenses, par cette carie dentaire douloureuse, par cette névralgie trifaciale, qui amènera le spasme mimique ; par cette fissure anale ou vulvaire qui amènera la contracture des constricteurs des orifices lésés.

La seconde condition pourra être remplie par l'ingestion de certaines substances dites excito-motrices, la strychnine par exemple, ou par certaines maladies dont un des symptômes est une hyperexcitabilité de la cellule motrice, l'hystérie.

La troisième condition est très efficacement remplie encore par l'hystérie, dont, selon M. le professeur Jaccoud, la caractéristique physiologique serait une véritable ataxie cérébro-spinale, dans laquelle la subordination primitive et innée de l'activité spinale à l'activité cérébrale serait rompue toujours au profit de la première, d'où parésie cérébrale et hyperkinésie spinale. Cet état pouvant d'ailleurs être produit, soit par un affaiblissement de l'activité cérébrale, l'activité spinale restant normale, soit par une exagération morbide de l'activité spinale, l'énergie cérébrale restant normale.

Je citerai en dernier lieu, comme réalisant au suprême degré cette troisième condition, l'état de léthargie braïdique ou d'hypnotisme, lequel consiste en une suspension absolue de tout fonctionnement cérébral, et en une hyperexcitabilité consécutive de l'appareil neuro-musculaire. Nous croyons que dans aucun autre état le pouvoir réflexe médullaire n'atteint un aussi haut degré d'énergie.

La moindre titillation d'un nerf ou d'un muscle produit une contraction et même une contracture ; comme à l'état normal le ferait une faradisation intense.

On conçoit que les deux premières conditions étiologiques seront souvent réunies. Ainsi, dans l'espèce, une contracture vulvo-vaginale aura la plupart du temps pour cause l'excitation des nerfs sensitifs par une fissure ou une lésion variable de l'appareil utéro-ovarien, etc., transmise à une moelle hyperexcitable : hystérie. Voilà pourquoi certains auteurs ont eu grand tort, selon nous, de reléguer au rang des effets et non des causes du vaginisme l'affection hystérique. Du reste, les auteurs les plus récents signalent presque tous l'état névropathique antérieur des malades. Qu'est-ce que l'hystérie traumatique, sinon la mise en acte par une excitation d'un nerf sensitif, de l'hyperexcitabilité médullaire restée jusque-là latente. M. Charcot cite l'exemple d'une jeune fille qui, à la suite d'un léger traumatisme occasionné par une chute sur la main, vit son poing rester fermé plusieurs mois. Le même phénomène peut se produire dans d'autres maladies. Telle est une malade de M. Charcot, qui était atteinte d'hémiplégie avec imminence de contracture de par l'hyperexcitabilité de sa moelle et qui, sous l'influence d'une chute sur la cuisse, c'est-à-dire d'une excitation sensitive partie de la peau et des parties profondes, a vu son bras et sa jambe se contracturer définitivement.

Donc, irritabilité spinale convertie en irritation par une excitation variable, telle est la pathogénie générale de la contracture, telle sera aussi celle du vaginisme.

L'irritabilité spinale sera la cause prédisposante, elle constituera l'état de réceptivité du sujet. Le reste sera la cause occasionnelle.

On admet que les cellules de la moelle sont disposées par groupes, dont chacun commande à une région musculaire déterminée du corps. Ces groupes constituent les centres réflexes de ces régions ; si l'excitabilité médullaire n'est pas excessive, jusqu'à produire cette irradiation des sensations dans toutes les parties de la moelle, phénomène connu sous le nom de syncinésie, une excitation sensitive partie d'un membre produira un effet moteur réflexe dans le même membre, ou tout au plus dans les deux membres homonymes.

Or, quel est le centre réflexe du constricteur vaginal? En un mot, quelle est la région médullaire qui, excitée directement ou indirectement, c'est-à-dire par l'intermédiaire d'un nerf sensitif, peut produire une contraction ou une contracture du sphincter vulvaire? Les recherches de M. le Dr Chéron nous permettent de ne pas rester sans réponse à cette question.

L'éminent médecin de Saint-Lazare a pu rassembler huit observations dans lesquelles l'irritation de la moelle, au niveau de la septième et huitième vertèbre dorsale, se traduisait par des symptômes non douteux.

Qu'on suive, dit-il, l'affection décrite sous le nom de vaginisme du premier au dernier moment, on verra que l'hyperesthésie vulvaire précède toujours la contracture. Le vaginisme est simplement hyperesthésique avant de devenir spasmodique. Consécutivement à cette hyperesthésie, il se développe une excitation douloureuse et limitée de la moelle caractérisée par la douleur spontanée ou à la pression des septième et huitième vertèbres dorsales. Cette irritation médullaire réfléchie par les nerfs moteurs se transforme en spasme.

Il s'est fait en petit ce qui a lieu en grand dans la maladie décrite sous le nom d'irritation cérébro-spinale généralisée et qui se caractérise par des troubles de sensibilité et de motilité échelonnés le long de tout l'appareil cérébro-spinal et sympathique. Dans cette dernière maladie, on connaît la fréquence des points apophysaires.

Axenfeld en a fait le caractère distinctif qui sépare l'irritation spinale des névralgies; et Armaingaud est arrivé à cette conclusion : que l'apophysialgie coincidant avec une névralgie suffisait pour indiquer qu'il s'agissait là d'une forme incomplète ou plutôt limitée de l'irritation spinale.

La tenacité de l'irritation spinale explique celle du vaginisme.

TRAITEMENT.

Il a varié suivant l'idée que l'on s'est faite de la maladie.

Nous pensons que la plupart du temps il doit être à la fois local, général et médullaire. Une continence absolue doit y préluder.

MÉTHODE DE SIMS.

La section du sphincter vantée par Sims avait déjà été pratiquée par Huguier, Pinel Grandchamp et Michon. La section faite par la méthode sous-cutanée de Blandin n'offre aucun avantage.

Le traitement, dit Sims, consiste dans le retranchement de l'hymen, l'incision de l'orifice vaginal et ensuite sa dilatation. La dernière opération est inutile sans les deux premières, mais elle est essentielle pour en faciliter et compléter le succès.

Plaçant la patiente éthérisée sur le côté gauche, je saisis l'hymen avec une pince, précisément à sa jonction avec l'urèthre à gauche, et le développant dans toute son étendue, je coupe avec des ciseaux courbes, de manière à détacher la membrane tout entière et d'une seule pièce.

Dans quelques cas, l'hémorrhagie réclame l'emploi d'une compresse de charpie; deux fois j'ai vu l'écoulement du sang excessif, mais facilement arrêté avec la liqueur de persulfate de fer.

La plaie guérit d'ordinaire complètement en trois ou quatre jours, après quoi l'opération imposée pour une guérison radicale peut être accomplie.

Malgré le retranchement de la membrane épaisse et douloureuse qui constitue l'hymen, la cicatrice qui reste à l'orifice du vagin est excessivement sensible, et dans quelques cas dure et résistante comme si un fil d'archal ou une ficelle resserrait l'entrée du canal.

Dans mes premières expériences, j'y fis une incision en différents points et en divers sens; aujourd'hui, je suis arrivé à la méthode suivante, qui est la plus sûre et la meilleure.

Placez la malade sur le dos complètement éthérisée, comme pour la lithotomie, passez l'index et le médius de la main gauche dans le vagin, séparez-les latéralement de manière à dilater le vagin autant que possible, en donnant à la fourchette toute son étendue; faites ensuite avec un scalpel ordinaire une profonde incision dans le tissu vaginal, d'un seul côté de la ligne médiane, la dirigeant de haut en bas et la terminant au raphé du périnée. Cette incision forme un côté d'un γ. Ramenez ensuite le scalpel dans le vagin, que vous dilatez toujours avec les doigts comme auparavant, et incisez de la même manière et de haut en bas le côté opposé, en réunissant les deux incisions auprès du raphé et en les prolongeant jusqu'aux téguments du périnée. Chaque incision aura environ deux pouces de long, c'est-à-dire un demi-pouce au-dessus du bord du sphincter, un demi-pouce dans la partie supérieure de ses fibres, et un pouce de son bord inférieur au raphé du périnée.

Bien entendu que ces indications doivent varier en raison des sujets et du développement des parties.

Pour achever la guérison, il est nécessaire que la patiente porte pendant quelque temps une bougie ou un dilatateur convenablement adaptés. J'emploie habituellement un dilatateur de verre, quelquefois de métal ou d'ivoire.

Je préfère le verre, parce qu'il est aisément tenu propre et qu'étant transparent, il est facile de voir la plaie et même le vagin tout entier sans le retirer.

S'il y a perte de beaucoup de sang, j'introduis immédiatement la dilatation ; mais habituellement j'attends vingt-quatre heures, et alors il est gardé une, deux, trois et quatre heures de suite. Son introduction réveille, il est vrai, un sentiment de douleur, mais qui ne ressemble en rien aux souffrances aiguës caractéristiques de la maladie originelle.

En général, je laisse en place le dilatateur deux heures le matin et deux ou trois heures dans l'après-midi, ou dans la soirée, quelquefois plus longtemps. J'ai rencontré des malades qui le portaient six ou huit heures et plus d'une fois, la rapidité avec laquelle les plaies se cicatrisent m'a causé quelque étonnement ; il semblerait que la guérison est facilitée par la pression du tube de verre.

Je fais porter le dilatateur tous les jours, pendant

deux ou trois semaines, ou plus longtemps, jusqu'à ce que les parties soient complètement guéries et que toute sensibilité ait disparu.

Cet instrument n'est autre qu'un tube de verre d'environ trois pouces de long légèrement conique, ouvert par un bout, fermé par l'autre, et présentant un pouce un quart, ou un pouce un tiers de diamètre dans sa partie la plus large à son extrémité extérieure. Il porte sur un côté une dépression, ou sillon pour laisser place l'urèthre et au col de la vessie.

L'ouverture de l'extrémité extérieure fait que la pression atmosphérique aide à le retenir facilement dans le vagin.

Quand le dilatateur est fermé aux deux bouts, il est beaucoup plus difficile de le tenir en place, même avec un bandage en T bien ajusté. La dépression réservée pour l'urèthre est très-importante ; elle évite de blesser cet organe.

Depuis, Sims s'est fait construire un dilatateur qui n'est autre qu'un tube conique dont l'orifice extérieur a ses bords rentrés en dedans, au lieu de les avoir évasés ; ce qui prévient la pression sur les lèvres.

Dans les cas où l'instrument est trop long, il cause de la souffrance par l'action qu'il exerce sur le col utérin. Dès lors, il est nécessaire de le faire plus court et d'imprimer une légère courbure à la face inférieure.

J'ai opéré trente-neuf malades, ajoute Sims, avec un succès complet. Plusieurs cas étaient compliqués d'autres causes de stérilité ; telles que menstruation pénible, coarctation de l'orifice, conicité du col, tumeur fibroïde, déplacement. Malgré cela six exceptions ont suivi l'opération; quelques femmes, dont je n'ai plus entendu parler, ont probablement conçu. Elles ont habituellement été si satisfaites de la disparition du vaginisme qu'elles n'ont pris soin de s'astreindre à aucun traitement ultérieur, applicable à un état qui permettait d'attendre et de temporiser.

Je me suis astreint à transcrire ici tous les détails de l'opération de Sims; car elle est restée jusqu'ici la ressource suprême dans les cas rebelles aux autres traitements.

On voit, en définitive, que le chirurgien américain combine l'incision à la dilatation.

Il s'agit là d'une véritable opération sanglante, accompagnée par suite de tous les dangers auxquels expose l'intervention du scalpel. On conçoit ensuite que cette cicatrice circulaire, résultant du retranchement total de l'hymen, puisse donner lieu à des rétrécissements consécutifs du vagin; et le tissu cicatriciel dont on provoque la formation au périnée diminue la souplesse de cette région qu'elle expose aux ruptures pendant l'accouchement.

Pour toutes ces raisons, la plupart des auteurs sont d'accord pour conseiller au début la dilatation seule.

Disons toutefois, avant d'aborder l'étude de cette dernière, que la simple incision de la muqueuse et de l'hymen a paru quelquefois suffisante.

Pouillet, de Lyon, a eu ainsi un succès complet.

On introduit pendant quelques jours une grosse mèche de charpie ou tout autre corps dans le conduit vaginal. Ce procédé paraît surtout utile, quand après le mariage il persiste de notables restes de l'hymen.

DILATATION.

Elle peut être progressive ou extemporanée.

Dilatation progressive. — On l'a fait avec une mèche de charpie belladonée, ou mieux encore, avec une éponge préparée, avec la racine de gentiane (Robert de Latour), avec des cylindres de caoutchouc qu'on insuffle (Péan).

Cette méthode, on le pressent, est très douloureuse et peu efficace. Elle a échoué entre les mains de Lutaud où elle fut employée pendant deux mois.

Dilatation brusque. — Ce procédé fut institué dans le traitement du vaginisme, par analogie avec la dilatation forcée du sphincter anal dans le cas de contracture de ce muscle par fissure.

Dans la cystite du col de la vessie, on trouve au nombre des symptômes les signes d'une contracture du sphincter vésical. Pour la vaincre nous avons souvent vu M. Tillaux pratiquer ce qu'il appelait le massage du col de la vessie et sa dilatation forcée, en passant rapidement le plus grand nombre possible des bougies Béniqué. La douleur et le spasme violents au début s'éteignaient progressivement à mesure que le calibre des bougies augmentait.

Quoi qu'il en soit, la dilatation brusque du sphincter vulvaire dans le cas de vaginisme compte de nombreux succès. MM. Depaul, Richet, Verneuil, Delore, Tilt, Scanzoni en ont rapporté.

Cette dilatation se fait, dit Robert Barnes, en introduisant dans le vagin les deux pouces dos à dos et en les tenant écartés pendant quatre à cinq minutes. Ce dernier auteur paraît, du reste, préférer l'incision à la dilatation. Il emploie, en outre, pendant quelques heures chaque jour la dilatation de Sims, ou ce qu'il appelle son *repos vaginal* et qui n'est autre qu'une sorte de spéculum en vulcanite laissé à demeure.

Avant l'opération, on aura soin d'anesthésier la malade. La dilatation pourra se faire à l'aide d'un spéculum; le spéculum bivalve, par exemple, qu'on retire tout ouvert avec le spéculum d'Ambroise Paré, ou avec celui de Bozeman, que M. Gallard recommande comme dilatateur, parce que, dit-il, cet instrument très petit de volume, lorsqu'il est fermé, a une grande force d'écartement; force qui agit d'ailleurs d'une façon continue et sans secousses. Il lui a dû le succès dans deux cas.

La dilatation forcée réussit surtout dans le vaginisme dû à une fissure.

Si du reste, elle a eu des succès à son actif, elle compte aussi des insuccès. Sims en cite des exemples; M. Tillaux dit qu'il a vu échouer la dilatation forcée et l'incision de l'hymen combinées. Enfin la dilatation énorme produite par l'accouchement a été elle-même impuissante.

Dans le cas de contracture anale et vaginale simultanée, Jobert et Dolbeau ont fait la section sous-cutanée du sphincter anal; et il y a eu des cas de guérison totale.

M. Tarnier a échoué dans un cas semblable par la seule section du sphincter anal. Il fut obligé de sectionner le point d'entrecroisement des sphincters. La contracture anale disparut seule; le vaginisme persista.

Un médecin anglais Tilt, recommande de traiter tout d'abord les maladies utérines ou vaginales qui peuvent exister, et après les avoir guéries, de dilater de force l'orifice vaginal dans lequel il maintient, avec un bandage en T, une grosse mèche pendant quelque temps.

Scanzoni s'efforce de faire disparaître l'inflammation et la sensibilité de l'entrée du vagin, par des bains de sièges, des saignées locales, des lotions, des cautérisations avec une solution de nitrate d'argent. Il débute par l'emploi de l'éponge préparée à laquelle il substitue des spéculums de plus en plus volumineux.

Aux Etats-Unis, beaucoup de médecins emploient la dilatation, combinée avec l'usage d'injections, d'onctions, de suppositoires calmants. La créosote, l'atropine, l'iodoforme, le stramoine, la jusquiame, la belladone, le laudanum entrent dans leur composition.

Demarquay et O. Saint-Vel ont eu des insuccès avec la dilatation. Pour eux, l'incision, la dilatation brusque ou progressive digitale, ou instrumentale sont inutiles et par suite nuisibles. Il faut découvrir la cause anatomique, le substratum si petit qu'il soit du vaginisme et l'enlever. On explorera donc légèrement les parties affectées avec un petit spéculum; on cautérisera tout point enflammé au nitrate d'argent; on ébarbera, on excisera même la fissure; on enlèvera toute tumeur douloureuse.

Voilà, pour la partie chirurgicale.

On mettra dans le vagin des mèches enduites de composés calmants; mèches, qui en déplissant le vagin, atteindront la fissure cachée.

D'un autre côté Visca rapporte des observations où la cautérisation employée dès le début a échoué.

M. Broca guérit un cas d'hyperesthésie excessive de l'entrée du vagin, en cautérisant la muqueuse vaginale avec le galvano-cautère, sans toucher au constricteur.

Les topiques, dit Lutaud, sont insuffisants, la plupart du temps ; du reste, il faut que le vagin veuille recevoir ces suppositoires ou ces cataplasmes vaginaux, lesquels donnent de bons effets, quand on a obtenu une certaine dilatation vaginale ; et il conclut à l'essai :

1° De la cautérisation de l'excision, des lotions astringentes.

2° De la dilatation graduelle ou brusque.

3° De la section dans les cas rebelles.

M. Bouchut rejette la dilatation forcée comme premier moyen (il fait de même, dans la fissure anale), et dit avoir guéri souvent ses malades sans opération avec des suppositoires vaginaux au ratanhia et avec un bain de son d'une heure chaque jour.

TRAITEMENT GÉNÉRAL.

Ce n'est pas en vain, dit M. Demarquay, qu'une femme souffre pendant des mois et des années des douleurs physiques et morales du vaginisme ; l'innervation de la région en est troublée ; comme dans les affections utérines et péri-utérines, on observe des troubles locaux à caractère névralgique, persistant après la disparition de l'élément primitif : un certain degré d'hypéresthésie, des douleurs vives le long du canal de l'urèthre, jusqu'au col vésical; irradiations névralgiques dans les ovaires et le bassin.

Contre les phénomènes douloureux, il conseille les pilules de Méglin associées à de petites doses de sulfate de quinine, les injections hypodermiques de morphine, les suppositoires narcotiques, les mèches belladonées.

Aux troubles nerveux généraux compliquant le vaginisme et liés souvent à des troubles de la nutrition, on opposera les toniques et les reconstituants pharmaceutiques ou hygiéniques et les eaux minérales sédatives de Néris, Luxeuil, Bagnères de Bigorre, etc. L'hydrothérapie est le moyen le puissant de rétablir l'état général troublé par les maladies chroniques des organes génitaux de la femme. Les procédés hydrothérapiques varieront suivant l'état du sujet.

Raciborscki et le professeur Lorain ont préconisé le bromure de potassium qui réussit dans l'œsophagisme, et qui peut être aussi utile contre la contracture anale. Ce médicament agit comme acinétique, en diminuant l'excitabilité du système neuro-musculaire. Raciborscki le conseille surtout, quand il y a coïncidence de troubles menstruels.

Lutaud ne comprend guère l'utilité des narcotiques; cependant il croit qu'on peut, quand la douleur est trop intense, user des injections d'atropine ou de morphine. Il administre l'arsenic quand il y a traces d'herpétisme.

Scanzoni recommande de traiter surtout les complications de la névrose. Dans tous les cas, dit-il, où le spasme est accompagné d'une congestion des organes pelviens, on fera une émission sanguine locale modérée ; ce moyen suffit seul quelquefois pour enlever le mal. Il conseille ensuite l'opium et la belladone en lavements, des topiques narcotiques; s'il y a état chlorotique, il donne des ferrugineux. Dans un cas rebelle à tous les moyens, l'administration de deux à dix gouttes de liqueur de Fowler par jour déploya une activité surprenante. Il ajoute que le Calladium Sequinum, qu'on a tant préconisé contre le prurit vulvaire, s'est montré inefficace contre le spasme vaginal.

M. Gueneau de Mussy vante le traitement suivant :

1° Prendre avant chaque repas une cuillerée à soupe de la mixture :

Sirop d'écorces d'amandes amères..	ââ 150 grammes.
Sirop de quinquina	
Arséniate de soude...............	0 gr. 05.

2° Introduire chaque jour dans le vagin le suppositoire suivant:

Beurre de cacao........	2 grammes.
Bromure de potassium..	0 gr. 30.
Extrait de belladone....	0 gr. 05.

3° Dans les cas rebelles il injecterait quelques gouttes de la solution suivante :

Eau distillée..............	10 grammes.
Chlorhydrate de morphine..	0 gr. 50.
Sulfate d'atropine	0 gr. 01.

4° En dernier lieu il recourrait à la dilatation, mais il répugne à l'incision.

Il n'y a pas de traitement préventif dans une affection qui ne se peut prévoir, excepté cependant les ménagements à garder de la part du mari, et la question de la mauvaise pratique des voyages de noces (?) Le professeur Lorain insiste beaucoup sur ces deux points.

Certains moyens ont été conseillés pour permettre la fécondation malgré l'existence du vaginisme.

C'est ainsi que Visca parle d'un spéculum à trois valves, qui en s'ouvrant peut permettre l'intromission.

Certains médecins américains, notamment le docteur Thomas de New-York, ont conseillé le coït pendant l'anesthésie. On connaît le cas rapporté par Sims, dans lequel un médecin fit pendant trois ans usage de l'anesthésie éthérée, pour permettre la fécondation d'une femme atteinte de vaginisme, laquelle du reste put accoucher deux fois, sans pour cela être guérie. Enfin tout rapprochement sexuel était interrompu depuis trois ou quatre ans, lorsque Sims pratiqua sa double incision sur les côtés de la fourchette, jusqu'au raphé périnéal, et fit cesser la maladie.

Nous répéterons, avec M. Courty, qu'on doit se contenter de connaître ces faits curieux, sans chercher à les produire et qu'il faut trouver d'autres remèdes au vaginisme.

TRAITEMENT DE L'IRRITATION SPINALE LIMITÉE.

On sait quels avantages on retire dans l'irritation cérébro-spinale des révulsifs appliqués sur les points douloureux apophysaires. Player, Brown, Darwell, Parrish, Griffin, Teale et récemment Armaingaud les ont préconisés. Ces applications révulsives, dit M. Jaccoud, au premier rang desquelles je place les vésicatoires volants et la cautérisation ponctuée, paraissent exercer la plus favorable influence, non seulement sur la douleur localisée, ou rayonnante, mais encore sur les phénomènes éloignés qui l'accompagnent. Je crois donc que ce moyen thérapeutique consacré par la tradition et l'expérience ne doit jamais être négligé.

Conduit par la théorie, M. Chéron a été amené à combattre le vaginisme en agissant sur la moelle. Pour cela, il a cherché à éteindre les points douloureux existant au niveau de la 7ᵉ et 8ᵉ dorsale, au moyen de révulsifs. Les observations que je cite plus loin et qui lui appartiennent prouvent à quel point les faits lui ont donné raison. Une de ses malades surtout est curieuse à plus d'un titre. Cette malade fait une chute sur la région dorsale. Elle reste quatre mois à l'hôpital Beaujon souffrant beaucoup. Après ce temps elle peut sortir du lit, où ses vives douleurs l'avaient confinée, et quitte l'hôpital sans souffrances spontanées. Or, elle s'aperçoit, que la copulation est devenue impossible pour elle. Toute tentative vient échouer contre une douleur vive, accompagnée de spasme vulvaire. Conduite à Saint-Lazare, elle est traitée avec les suppositoires de M. Gueneau de Mussy, etc., etc., sans résultat pendant trois mois. On fit alors au niveau des 7ᵉ et 8ᵒ dorsales, qui étaient très douloureuses, des applications révulsives, qui consistaient en punctures ignées pratiquées avec le thermo-cautère, tous les trois jours.

Au bout de huit à dix jours, une détente sensible s'était

produite; après un mois elle supportait l'examen au spéculum ; deux mois après, guérison absolue.

Ici donc un traumatisme portant sur la région dorsale de la moelle avait déterminé un vaginisme. Un traitement adressé exclusivement à la portion de moelle comprise au niveau des 7e et 8e vertèbres dorsales vint à bout du vaginisme et cela sans qu'on se fût occupé des parties frappées de spasme. Le traitement médical ordinaire avait été impuissant à déterminer la plus légère amélioration.

M. Landolt envoie à M. Chéron une femme alsacienne, nerveuse, très impressionnable, mariée depuis cinq ans et pour laquelle toute cohabitation était impossible depuis le début de son mariage. Les vésicatoires, les pointes de feu dans les points déjà cités de la colonne dorsale, qui étaient douloureux, furent proposés et refusés. Des frictions avec un liniment chloroformé furent pratiquées sur ces points jusqu'à sensation de cuisson ; en même temps, pour diminuer le pouvoir réflexe de la moelle, on donna 2 grammes de bromure potassique. Deux mois après, les rapports étaient redevenus possibles. Après un an, la malade se présentait guérie et enceinte de six mois. Depuis son accouchement on ne l'a point revue.

Une jeune fille atteinte de vaginite herpétique et de vaginisme fut modifiée rapidement par des applications chloroformées, pratiquées au niveau des 7e et 8e dorsales.

Une dame espagnole mariée depuis trois semaines, athritique par hérédité, présentait une hyperesthésie très vive de l'hymen. Le même moyen fut employé en même temps qu'un peu de pommade belladonée sur la vulve. Une semaine après, les rapports et avec eux la défloration s'était accomplie, quoique avec un peu de douleur. La malade disait que les compresses chloroformées l'avaient détendue.

On trouvera du reste à la fin de ce travail le récit détaillé de toutes les observations dont je viens de parler, ainsi que d'autres, que je n'ai point mentionnées ici.

En résumé, comme on le voit, il a suffi de traiter la moelle pour avoir raison du vaginisme. Maintenant, quand on a eu affaire à des lésions importantes de l'appareil vulvo-vaginal, on a fait en même temps un traitement local, et rien d'ailleurs n'est plus rationnel. Dans les cas où les organes étaient sains, ou très peu lésés, la moelle seule fut traitée, et le résultat n'en fut pas moins complet.

Et d'ailleurs, les soins accordés à la moelle ne donnent point d'excellents résultats rien que dans le seul vaginisme. Dans les affections du système utéro-ovarien, c'est la moelle lombaire qui est irritée par les excitations conscientes on inconscientes, qui lui arrivent. Cette irritation se traduit par des points d'apophysialgie lombaire et par la névralgie lombo-abdominale. Or, en faisant disparaître par les révulsifs les points douloureux des vertèbres lombaires, ainsi que la névralgie lombo-iliaque qui s'y ajoute souvent, on peut, sinon guérir ces maladies utéro-ovariennes, du moins permettre aux traitements soit locaux, soit généraux et diathésiques, d'avoir une prise plus notable sur ces affections d'ordinaire si tenaces.

Nous avons entendu plusieurs fois citer par M. Chéron le cas d'une malade de Saint-Lazare, qui avait à plusieurs reprises subi l'amputation du col de l'utérus pour une hypertrophie qui se reproduisait après chaque opération. On calma la douleur rachidienne et tout allongement hypertrophique prit fin.

M. Chéron a été plus loin, il a reconnu que les affections du vagin déterminaient souvent une irritation médullaire dans la région correspondant à la vertèbre proéminente. Ces vaginites granuleuses à répétition, qu'on peut qualifier d'interminables, ne se sont plus reproduites sitôt que des applications de vésicatoires ou de teinture d'iode ont été faites au niveau de cette vertèbre douloureuse.

Donc région lombo-sacrée pour les affections utéro-ovariennes;

Huitième et septième vertèbres dorsales pour les affections vulvaires et le vaginisme en particulier;

Vertèbre proéminente pour celles du vagin, tels seraient les points, où devraient porter les révulsifs, dans les maladies des divers organes que je viens de nommer. Leur règle, dès qu'elles existent, est de produire des points douloureux en ces régions. La douleur a, d'ailleurs, souvent besoin d'être provoquée par la pression. Mais cependant, il y a des exceptions dans lesquelles il a été impossible de provoquer aucune douleur. Il est probable cependant que, dans ces cas, le passage de l'éponge mouillée d'eau tiède ou d'un faible courant électrique aurait pu la réveiller. Mais ces exceptions n'en ont pas été au point de vue thérapeutique, en ce sens que les révulsifs appliqués sur ces mêmes régions, cette fois indolores, ont produit encore d'excellents résultats.

Luton a étudié le point apophysaire dans les affections du foie et de l'estomac, et dans ces cas M. Chéron ne manque jamais de l'enlever, ou de l'atténuer par des révulsifs. Il obtient par ce procédé de très notables améliorations dans les maladies douloureuses, ou inflammatoires de l'estomac. Chez un malade atteint de cancer de cet organe, tourmenté par des vomissements terribles, et que MM. Gubler et Chéron soignaient ensemble, un petit vésicatoire placé sur un point d'apophysialgie dorsale supprima complètement le symptôme, dont l'origine devait être spasmodique ou inflammatoire. Le malade vécut un an et demi. D'autres médecins auraient paraît-il obtenu de bons résultats, en modifiant les points apophysaires dans la tuberculose.

Pour nous résumer, nous dirons que dans le vaginisme, il faudra tourner son attention et ses soins vers un organe tout à fait délaissé jusqu'à ce jour. Il sera nécessaire de chercher le long de la colonne vertébrale des points apophysaires douloureux et cela surtout au niveau des 7e et 8e dorsales. Nous conseillons si ces points douloureux ont été constatés et alors même qu'ils n'auraient pas été trouvés de faire, au niveau des vertèbres déjà nommés, des applications révulsives, qui pourront varier d'ailleurs, suivant la malade, et qui iront depuis la simple rubéfaction jusqu'à la cautérisation ponctuée, en passant par la vésication.

En même temps, ce même organe médullaire pourra être l'objet d'une médication interne, qui aura encore pour but d'en calmer l'hyperexcitabilité. Le bromure de potassium est en pareil cas un très bon médicament. Par son radical métalloïdique, il agit sur la cellule médullaire, et par son métal, il agit sur le muscle sur lequel il exerce une influence paralysante.

Enfin, l'état local ne devra pas être négligé. C'est ainsi qu'on cautérisera les fissures ; qu'on enlèvera les névromes, ou autres tumeurs qui pourront être constatées ; qu'on traitera les affections utéro-ovariennes, vésico-uréthrales, ou anales, etc., qui pourront exister.

Les applications calmantes (suppositoires vaginaux, ou rectaux), les fomentations de même ordre, etc., aideront les autres moyens.

Nous croyons toutefois que si leur emploi est trop douloureux, il est préférable d'y renoncer. Nous pensons qu'il en est du vaginisme comme de la contracture hystérique, de laquelle Brodie disait qu'elle était un *noli me tangere*. Il vaut souvent mieux l'attaquer par des chemins détournés.

L'état général de la malade peut être la source d'indications précieuses ; et si l'arsenic a donné de bons résultats, ce n'est probablement pas, selon nous, en agissant sur une prétendue diathèse herpétique, mais plutôt en combattant cette sorte de cachexie nerveuse irritable, dans laquelle tombent quelquefois cet ordre de malades.

A cette catégorie d'idées appartient l'emploi des stations hydrominérales citées plus haut, et enfin de l'hydrothérapie sédative pendant la période douloureuse de la maladie, plus ou moins excitante, après la guérison, suivant l'état dans lequel se trouvera le sujet.

CONCLUSIONS

1° Le vaginisme est presque toujours symptomatique, l'hyperesthésie précède la contracture, et la contracture paraît quelquefois pouvoir survivre à l'hyperesthésie.

2° C'est une affection assez fréquente, qui se manifeste principalement à la suite des premiers rapports sexuels.

3° Le vaginisme est souvent lié à la dysménorrhée et aux troubles de l'innervation générale. Sa condition génératrice est une hyperexcitabilité des cellules des cornes antérieures de la moelle, mise en jeu par une cause provocatrice variable, partie du territoire génito-urinaire ou rectal.

4° Il peut être considéré comme une forme limitée de l'irritation spinale, caractérisée par une apophysialgie siégeant au niveau des 7e et 8e vertèbres dorsales, et coïncidant avec un endolorissement des nerfs émergents en ces points ; symptômes qui suffisent pour bien caractériser l'affection médullaire en question. La coïncidence fréquente de névralgie lombo-abdominale, avec points apophysaires lombo-sacrés, doit être rapportée à l'existence fréquente aussi de lésions de l'appareil utéro-ovarien.

5° Il est toujours curable. La guérison est plus facile si le mal est récent.

6° Il est une cause fréquente de stérilité par obstacle aux rapports sexuels.

7° Le traitement du vaginisme, comme celui de toute

affection des organes génitaux de la femme, est complexe, et doit comprendre : 1° le traitement de la portion de moelle irritée ; 2° le traitement de l'organe, qui a été le point de départ du spasme réflexe ; 3° le traitement de l'organe contracturé ; 4° le traitement de l'organisme.

8° Chacune de ces indications remplie seule a donné quelquefois des succès.

9° La révulsion, pratiquée au niveau des 7e et 8e vertèbres dorsales douloureuses ou non, devra être le premier moyen à mettre en usage, car il est de beaucoup le moins pénible, et paraît avoir été très efficace toutes les fois qu'on en a usé. On l'unira à l'emploi de médicaments acinétiques, au bromure de potassium surtout.

10° La dilatation forcée et surtout l'incision doivent être regardés comme des ressources ultimes, seulement applicables aux cas rebelles au traitement médical.

OBSERVATIONS.

Obs. I.

Cas de vaginisme chez une femme mariée depuis cinq mois. Rapports sexuels faciles; hyperesthésie vulvaire au troisième mois en rapport avec un commencement d'endométrite, avec adéno-lymphangite péri-utérine. Contracture vulvaire au quatrième mois. Points apophysaires douloureux dans la région lombo-sacrée et au niveau des *septième et huitième dorsales.*

Traitement local purement émollient.

Traitement des points apophysaires. Guérison du vaginisme. Grossesse.

Obs. II.

Une dame espagnole, âgée de 28 ans, mariée depuis cinq mois, vient réclamer mes soins pour une affection douloureuse des parties sexuelles, survenue depuis deux mois et empêchant d'une façon absolue les rapports, depuis un mois au moins. La malade raconte que dans les premiers jours du mariage elle a beaucoup souffert, mais que la sensibilité de la vulve ayant disparu après quelques semaines, les rapports sexuels avaient pu s'accomplir sans déterminer aucune souffrance.

Après les troisièmes règles depuis le mariage, il survint un sentiment de lourdeur dans le petit bassin; une grande difficulté à marcher ou à se tenir debout longtemps, des pertes blanches et peu de jours après une sensibilité vulvaire très grande, surtout du côté droit. Les rapports quoique très pénibles étaient encore possibles. Après les quatrièmes règles depuis le mariage, la vulve devint d'une sensibilité telle que la malade osait à peine, pour les soins de toilette, lotionner avec une éponge cette partie qui, disait-elle, s'était complètement fermée.

Toute approche du mari était devenue impossible. Après avoir employé les bains de son et de carbonate de soude et l'application d'une pommade belladonée, qui lui avaient été conseillés, n'éprouvant aucune modification dans son état, elle vint me consulter un mois et demi après le début de cette affection.

L'examen de la vulve fait avec douceur permet de constater l'état de contracture du constrictor cunni et les effets violents de contraction réflexe au moindre attouchement. L'index enduit de cérat poussé lentement franchit l'orifice vulvaire et retrouve à droite le point douloureux dès le début signalé par la malade.

Toute tentative d'investigation plus complète doit être suspendue; la patiente accusant une souffrance atroce au point, dit-elle, de lui faire perdre connaissance.

L'exploration de la région dorso-lombaire est pratiquée avec soin. La région lombo-sacrée se trouve être le siège de nombreux points apophysaires douloureux à la pression.

Dans la région dorsale deux points apophysaires seulement existent au niveau des septième et huitième dorsales.

Sans prescrire l'emploi d'aucun moyen local, les tentatives de rapport étant interdites, nous faisons appliquer deux fois par jour sur l région endolorie (septième et huitième dorsales) une compresse de flanelle recouverte d'une toile imperméable imbibée d'un liniment contenant des substances révulsives et calmantes.

Cinq jours après, une tentative d'introduction de l'index est couronnée de succès. Quoique très pénible encore, l'introduction peut être faite avec une certaine facilité. Les contractions du sphincter sont beaucoup moins énergiques.

Le traitement est continué pendant quinze jours encore après lesquels nous pouvons introduire un petit spéculum bivalve.

Le malade refuse l'application de vésicatoires ou de pointes de feu, qui lui sont proposées ; le traitement local est alors institué dans le but de hâter la guérison.

Des mèches enduites de cérat belladoné sont poussées dans le vagin et des injections avec de l'eau de son et de morelle sont pratiquées deux fois par jour.

La malade ne peut supporter l'application des mèches. Une exploration faite profondément, à l'aide du toucher et du spéculum, permet de constater l'existence d'une lésion ulcéreuse du col et du canal cervical, l'ouverture de l'isthme et l'écoulement d'un liquide jaune, purulent, mal lié, caractéristique de l'endométrite utérine.

Nous tenons là l'explication de l'existence de la névralgie lombo-sacrée et probablement aussi du vaginisme ; les cas de vaginisme survenu sous l'influence d'une lésion utérine n'étant pas rares dans la science.

L'endométrite est traitée par les injections intra-utérines avec le salicylate de soude à 10 0/0.

Afin de ne pas froisser l'anneau vulvaire, en introduisant des pansements glycérinés, nous donnons la préférence à des injections vaginales de glycérine pure, à la dose de 60 grammes ; retenues dans l'organe, par la position et l'obturation de la vulve, à l'aide de l'ouate appliquée à plat et maintenue par un bandage en T.

Des applications sédatives sont faites sur la région lombaire. Le traitement de l'affection utérine marche de pair avec le traitement médullaire et la malade guérit en quatre mois sans aucun traitement local autre que les injections émollientes, puisque les mèches belladonées n'ont pu être supportées. Les rapports sexuels sont permis, alors que le spéculum passe facilement et la malade devient grosse. Elle quitte Paris au sixième mois de la grossesse. Il n'existe ni douleur à la vulve, ni sensibilité à la pression aux apophyses épineuses des septième et huitième dorsales.

Obs. III.

Cas de vaginisme en rapport avec une vaginite herpétique, chez une jeune fille de 18 ans. Dépérissement. Tentative infructueuse de traitement direct de la vaginite. Points apophysaires et nerfs émergents douloureux (septième et huitième dorsales).

Traitement des points douloureux apophysaires. Modification du vaginisme. Possibilité de traiter directement la vaginite. Guérison complète du vaginisme.

Obs. IV.

Une jeune personne de 18 ans, que j'ai connue tout enfant et dont la mère a succombé aux atteintes de la phthisie chronique, a passé cinq années (de 12 à 17 ans) dans le nord de la Hollande. Il y a un an son père dut la faire revenir à Paris, le médecin ayant déclaré que le dépérissement et les pertes blanches ne cesseraient qu'en abandonnant le climat humide et froid des Pays-Bas.

Pour arrêter ces pertes blanches un examen direct avait été pratiquée, afin de tenter l'introduction d'un liquide modificateur, mais toute introduction de canule avait été impossible.

La jeune malade se rappelle qu'à l'âge de 15 ans, époque à laquelle elle fut réglée pour la première fois, elle éprouva de vives douleurs dans la région des reins et dans le dos, que ces douleurs réapparurent souvent depuis lors et qu'à chaque retour des pertes blanches abondantes les accompagnaient.

Peu à peu les douleurs persistèrent à l'état permanent, ainsi que les pertes blanches, et la vulve devint douloureuse au toucher, dans les soins de propreté.

Plus tard cet organe devint le siège d'un état de tension douloureuse s'accompagnant de mouvements qui donnaient à la jeune malade des secousses pénibles qu'elle comparait aux secousses électriques.

Après avoir reconnu par l'examen direct la contracture du sphincter et l'impossibilité de rien tenter localement pour améliorer la vaginite, toute notre attention se concentra sur la région dorso-lombaire de la moelle. Les apophyses épineuses des septième et huitième dorsales étaient douloureuses à la pression, aussi bien que les nerfs émergents. La région lombo-sacrée présentait aussi de nombreux points douloureux, ce qui d'après nous indiquait un état morbide des organes de l'appareil utéro-ovarien.

Des applications de chloroforme, d'essence de térébenthine et d'extrait thébaïque furent faites matin et soir, sur la région dorsale endolorie. Sous l'influence de ces applications, le spasme du sphincter ne tarda pas à s'amender et il fut possible d'examiner la vulve sans faire pousser à la malade des cris de terreur.

Il y avait à peine un mois que le traitement de la région médullaire intéressée était en jeu, que l'introduction de la canule d'un appareil à irrigations était facilement supportée. En même temps qu'un traitement général approprié, des injections avec de l'eau tiède chargée de coaltar saponiné étaient faites matin et soir pendant trente minutes. Quinze litres de liquide à peu près étaient employés à chaque irrigation.

Les pertes blanches diminuaient très rapidement. L'hyperesthésie vulvaire et le spasme s'amendèrent de plus en plus, si bien qu'à l'aide d'un spéculum il fut possible de se rendre compte de l'état de la muqueuse vaginale et de celui du col utérin. La muqueuse vaginale rouge et granuleuse déversait les pertes purulentes, qui avaient épuisé la petite malade, et les lèvres du col baignant dans ce liquide étaient rouges et desquamées.

Nous avions affaire à une vaginite granuleuse en relation avec une diathèse herpétique bien manifeste chez cette jeune fille et développée sous l'influence d'un climat humide et froid.

Le vaginisme reconnaissait pour cause la vaginite et la révulsion pratiquée sur la région dorsale (septième et huitième dorsales) avait eu pour résultat d'atténuer le spasme et l'hyperesthésie vulvaire et de permettre le traitement de la vaginite, cause première de l'hyperesthésie; l'hyperesthésie ayant à son tour causé le vaginisme.

Obs. V.

Cas de vaginisme chez une femme mariée depuis cinq ans. Impossibilité des rapports sexuels. Points apophysaires et nerfs émergents douloureux surtout au niveau des septième et huitième dorsales. Aucun traitement local. Traitement des points douloureux apophysaires. Guérison du vaginisme. Grossesse.

Madame V. S..., âgée de 29 ans, exerçant la profession de brodeuse, est adressée à la clinique par notre confrère le Dr Landolt, le 17 mai 1878. Cette malade n'a jamais eu d'enfants, elle est mariée depuis cinq ans.

Les règles n'apparaissent qu'après avoir éveillé dans les régions du dos et des lombes des douleurs très violentes qui l'obligent à garder le lit.

Cette personne est très nerveuse et très impressionnable, elle souffre de douleurs persistantes dans la tête. Elle est atteinte de strabisme depuis l'enfance. Les voies digestives sont en mauvais état depuis longtemps. Il existe du ballonnement après le repas, de la chaleur au visage.

Cette malade raconte que depuis son mariage elle n'a pu avoir de rapports avec son mari. La douleur qu'elle éprouve est atroce et l'intromission est impossible. L'examen des organes génitaux est extrêmement difficile, car la malade redoute le moindre attouchement et c'est après plusieurs tentatives qu'il est possible de reconnaître que la vulve est extrêmement douloureuse au toucher, surtout à gauche, et qu'il existe une constriction musculaire de cet orifice. Quant au toucher vaginal et à l'application d'un spéculum, ils sont absolument impossibles.

L'attention est portée alors sur la région dorso-lombaire de la colonne vertébrale et au moment où l'on va l'examiner, la malade dit qu'elle éprouve souvent dans la région dorsale des douleurs qui rendent très pénible l'exercice de sa profession.

Il existe des points apophysaires douloureux à la région lombaire et à la région sacrée ; mais c'est surtout au niveau de la septième et huitième dorsales que la pression au niveau des apophyses épineuses réveille des douleurs extrêmement vives.

Pour tout traitement on conseille à la malade de prendre 2 grammes de bromure de potassium par jour, à titre de modificateur de l'excitabilité réflexe de la moelle et d'appliquer au niveau des points douloureux des apophyses épineuses des septième et huitième vertèbres dorsales des compresses imbibées d'un mélange de chloroforme, d'éther sulfurique et d'alcool camphré.

Au niveau de la partie inférieure de la région dorsale de la colonne vertébrale, au niveau de la région lombaire et de la région sacrée, des applications de teinture d'iode laudanisée doivent être faites tous les trois jours.

Du mois de mai au mois d'août, la malade continue le traitement et il survient une légère amélioration dans la dysménorrhée dans les douleurs de tête et dans les douleurs dorsales. Mais c'est surtout à partir du mois de septembre que la malade accuse un mieux sensible. Les douleurs de tête ont cédé. Elle a pu rester debout au moment de ses règles et la tentative de rapports sexuels a pu être réalisée.

Un traitement plus énergique et des révulsions plus vives du côté de la colonne vertébrale ne peuvent être employés parce que la malade, très occupée par l'exercice de sa profession, ne peut venir que rarement à la clinique. L'amélioration continue de plus en plus accentuée du mois de septembre au mois de janvier de l'année suivante.

A partir de cette époque la malade ne revient plus à la clinique jusqu'au 23 avril suivant. Les tentatives d'examen des organes génitaux, qui n'avaient permis que l'introduction pénible du doigt explorateur jusqu'à ce jour, permettent aujourd'hui l'application d'un petit spéculum bivalve sans causer aucune douleur. Le col est violacé et un bouchon muqueux en ferme l'orifice. La malade raconte que les rapports sexuels sont devenus très faciles et que si elle vient nous voir, c'est parce qu'elle se croit enceinte, n'ayant pas eu ses règles depuis trois mois. Elle a toujours eu une régularité parfaite dans ses époques. Elle a des maux d'estomac et des envies de vomir; tout cela rapproché de l'aspect du col et de l'état de l'utérus, qui est lourd et semble augmentée de volume, milite en faveur d'une grossesse.

Le bromure de potassium est continué, ainsi que les applications sédatives et révulsives sur la colonne vertébrale. Il sera intéressant d'observer l'action de cette grossesse sur ce cas de vaginisme.

VI Obs.

Cas de vaginisme survenu à la suite d'une contusion de la région dorsale de la colonne vertébrale. Marche chronique de l'affection. Points apophysaires et nerfs émergents douloureux. Traitement local du vaginisme sans résultat. Traitement des points douloureux de la région dorsale. Guérison rapide du vaginisme.

Une jeune femme de 27 ans, employée chez un marchand de vins, entra dans le service, salle Sainte-Eléonore, avec le diagnostic *uréthrite.* Elle a eu deux enfants, le dernier il y a cinq ans. Elle a toujours été régulièrement réglée, mais depuis huit mois, époque à laquelle il lui est arrivé un accident grave, elle a vu survenir une perturbation dans les époques, qui retardent quelquefois de huit à dix jours, et ne font leur apparition qu'en provoquant des douleurs dans la région lombaire et dans la région abdominale.

Il y a huit mois, elle fit une chute dans une cave, en se débattant pour se soustraire aux agressions de son maître. La région dorsale porta violemment sur un tas de bouteilles. Il lui fut impossible de se relever, on la transporta à l'hôpital Beaujon. Il n'existait aucune plaie. On constatait seulement une vaste ecchymose sur la lésion lésée. La malade ne pouvait faire le moindre mouvement sans provoquer des douleurs atroces. Toute pression même légère, pratiquée avec le doigt sur les apophyses épineuses de la région dorsale, sur les nerfs émergents et sur les muscles des gouttières, étaient insurportable. Après quatre mois de séjour à l'hôpital, où le traitement consista en application d'eau blanche et en révulsifs répétés, la malade put reprendre ses occupations. Elle éprouvait, dit-elle, encore de temps en temps des douleurs dans le dos, surtout après le travail. Quatre mois plus tard, à son arrivée dans le service, la malade est soumise à l'examen nécessité par l'existence d'une uréthrite signalée sur sa feuille d'entrée. Je constate alors qu'il est impossible d'introduire le doigt dans le vagin pour presser sur le bulbe de l'urèthre. L'orifice est extrêmement étroit et la moindre pression pour le franchir produit une douleur qui fait que la malade se dérobe à l'examen en poussant un cri.

Elle raconta alors que, lorsqu'elle sortit de l'hôpital Beaujon, elle fut fort étonnée de voir les rapports sexuels impossibles, empêchés autant par la douleur que par l'existence d'un obstacle matériel. L'examen attentif de la malade nous fit constater le resserrement musculaire de l'orifice vulvaire, et à la pression une douleur très vive au niveau des caroncules myrtiformes du côté droit seulement. M. Mercier, interne du service, voulut bien prendre un soin spécial de ce cas intéressant, et s'employer régulièrement tous les jours à le traiter localement par les moyens habituels, (cautérisations, dilatation, narcotiques, etc.)

Après trois mois de ce traitement, la situation restait la même ; il n'y avait plus à compter que sur les moyens chirurgicaux, l'excision du point douloureux, la dilatation forcée, ou l'incision multiple.

Avant de me déterminer à les employer, je portai mon attention sur la région dorsale contusionnée et je retrouvai deux points apophysaires très sensible à la pression, appartenant aux 7me et 8me dorsales avec irradiation de la douleur à la pression sur les nerfs émergents.

Etablissant à priori, entre la région vulvaire et la moelle dorsale, un rapprochement analogue à celui que l'étude physiologique et l'étude clinique m'avait permis depuis longtemps d'affirmer, en le confirmant par des résultats thérapeutiques, je résolus d'abandonner tout traitement local et de traiter exclusivement les points douloureux de la région dorsale.

Des applications de teinture d'iode furent faites tous les jours au niveau de ces points douloureux. Sous cette influence, dix jours après la région vulvaire devenait moins sensible, plus facile à explorer. Deux vésicatoires succédèrent alors aux applications de teinture d'iode et il se fit aussitôt une rémission plus accusée dans la douleur.

Connaissant par expérience la difficulté qu'il y a à faire disparaître complètement les points douloureux des apophyses épineuses et des nerfs émergents de la région lombaire par les applications révulsives ou sédatives, je proposai à la malade de substituer à l'emploi de ces moyens la cautérisation ponctuée au fer rouge dont j'ai, maintes fois pu constater l'énergique action en pareil cas.

Deux cents punctures furent pratiquées la première fois et répétées tous les deux jours. Après la sixième application, la vulve fut examinée avec soin et nous pûmes constater, que non seulement la douleur à la pression au côté droit de la vulve avait beaucoup diminué, mais encore que le passage d'un spéculum bivalve de dimension moyenne était toléré.

Le même traitement fut continué, et seize nouvelles applications de pointes de feu furent pratiquées de trois en trois jours.

Le spéculum put être introduit avec une facilité de plus en plus grande, et après vingt-deux applications de punctures ignées, la sensibilité douloureuse au niveau des 7e et 8e dorsales avait disparu graduellement, aussi bien qu'au niveau de l'émergence des nerfs.

Dans ces conditions, l'introduction d'un spéculum plein ayant été tentée et pratiquée avec succès, c'est-à-dire sans éveiller de douleur ni de constriction, la malade complètement guérie de son vaginisme put sortir de l'hôpital. En résumé, sous l'influence de violences ayant porté sur la vulve, violences agravées par les efforts de résistances faits par la malade, un point douloureux s'éveille dans cette région. En se débattant, une chute a lieu, une contusion de la région dorsale de la colonne vertébrale en est la conséquence. Cette contusion est d'une gravité telle, qu'elle nécessite un séjour de quatre mois à l'hôpital, et lorsque la malade en sort, elle est fort étonnée de ne pouvoir pratiquer le coït, empêchée autant par la douleur que par l'existence d'un véritable obstacle matériel.

Un traitement local est pratiqué longtemps avec suite sans succès. La colonne vertébrale est explorée. Deux points apophysaires très douloureux sont constatés au niveau des 7e et 8e dorsales et au niveau des nerfs émergents.

Dirigé par certaines considérations, j'accorde à ces points douloureux une importance capitale, et je pratique sur ces points une révulsion énergique pendant deux mois avec la cautérisation ignée punctiforme, et la guérison survient.

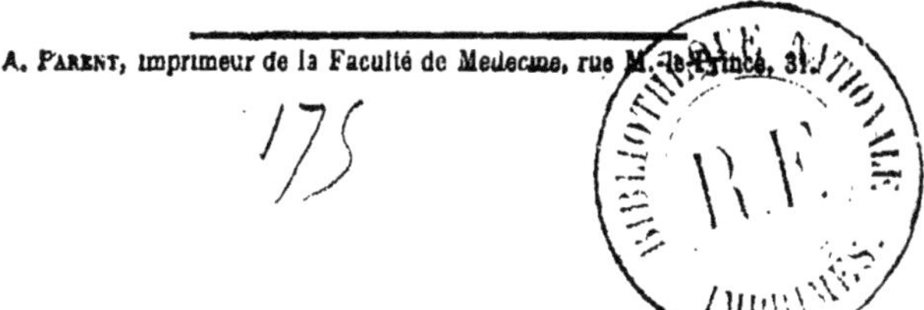

A. PARENT, imprimeur de la Faculté de Médecine, rue M.-le-Prince, 31.

www.ingramcontent.com/pod-product-compliance
Ingram Content Group UK Ltd.
Pitfield, Milton Keynes, MK11 3LW, UK
UKHW020341250726
13967UKWH00005B/2058

9 782013 061254